MATEMÁTICA
>> PARA PROFISSIONAIS DA SAÚDE

Nota

A medicina é uma ciência em constante evolução. À medida que novas pesquisas e a própria experiência clínica ampliam o nosso conhecimento, são necessárias modificações na terapêutica, onde também se insere o uso de medicamentos. Os autores desta obra consultaram as fontes consideradas confiáveis, num esforço para oferecer informações completas e, geralmente, de acordo com os padrões aceitos à época da publicação. Entretanto, tendo em vista a possibilidade de falha humana ou de alterações nas ciências médicas, os leitores devem confirmar estas informações com outras fontes. Por exemplo, e em particular, os leitores são aconselhados a conferir a bula completa de qualquer medicamento que pretendam administrar, para se certificar de que a informação contida neste livro está correta e de que não houve alteração na dose recomendada nem nas precauções e contraindicações para o seu uso. Essa recomendação é particularmente importante em relação a medicamentos introduzidos recentemente no mercado farmacêutico ou raramente utilizados.

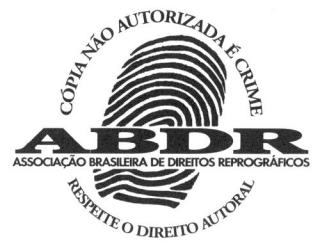

E31m   Egler, Lynn M.
        Matemática para profissionais da saúde / Lynn M. Egler, Denise Propes, Alice J. Brown ; tradução: Jonier Amaral Antunes. – Porto Alegre : AMGH, 2015.
        xv, 154 p. ; 28 cm.

        ISBN 978-85-8055-507-3

        1. Enfermagem – Matemática. I. Propes, Denise. II. Brown, Alice J. III. Título

        CDU 614.253.5:51

Catalogação na publicação: Poliana Sanchez de Araujo – CRB 10/2094

LYNN M. EGLER
DENISE PROPES
ALICE J. BROWN

MATEMÁTICA PARA PROFISSIONAIS DA SAÚDE

Tradução:
Jonier Amaral Antunes
Bacharel em Física pela UFRGS
Mestre em Matemática pela UFRGS

McGraw Hill Education
artmed

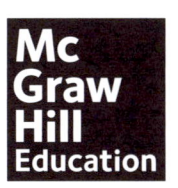

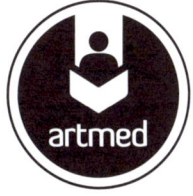

AMGH Editora Ltda.
2015

Obra originalmente publicada sob o título
Basic Math for Nursing and Allied Health
ISBN 0-07-182907-5 / 978-0-07-182907-6

Edição original em língua inglesa copyright © 2014, McGraw-Hill Global Education Holdings, LLC, New York, New York 10121. Todos os direitos reservados.

Tradução para a língua portuguesa copyright © 2015, AMGH Editora Ltda., uma empresa do Grupo A Educação S.A.

Gerente editorial: *Arysinha Jacques Affonso*

Colaboraram nesta edição:

Coordenadora editorial: *Verônica de Abreu Amaral*

Editora: *Mariana Belloli*

Leitura final: *Gabriela Dal Bosco Sitta*

Capa e projeto gráfico: *Paola Manica*

Imagens da capa: *punsay aporn/BigStock Photo*

Editoração: *Techbooks*

Reservados todos os direitos de publicação, em língua portuguesa, à
AMGH EDITORA LTDA., uma parceria entre GRUPO A EDUCAÇÃO S.A. e McGRAW-HILL EDUCATION
A série Tekne engloba publicações voltadas à educação profissional e tecnológica.

Av. Jerônimo de Ornelas, 670 – Santana
90040-340 – Porto Alegre – RS
Fone: (51) 3027-7000   Fax: (51) 3027-7070

É proibida a duplicação ou reprodução deste volume, no todo ou em parte, sob quaisquer formas ou por quaisquer meios (eletrônico, mecânico, gravação, fotocópia, distribuição na Web e outros), sem permissão expressa da Editora.

Unidade São Paulo
Av. Embaixador Macedo Soares, 10.735 – Pavilhão 5 – Cond. Espace Center
Vila Anastácio – 05095-035 – São Paulo – SP
Fone: (11) 3665-1100   Fax: (11) 3667-1333

SAC 0800 703-3444 – www.grupoa.com.br

IMPRESSO NO BRASIL
PRINTED IN BRAZIL

As autoras

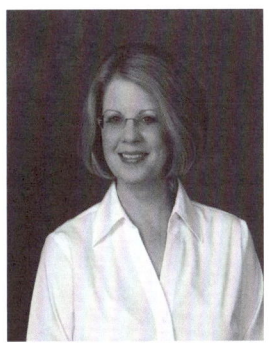

Lynn M. Egler, BS, RMA, AHI, CPhT, trabalha com saúde e educação nos Estados Unidos há 30 anos. Serviu no Corpo de Saúde da Marinha dos Estados Unidos e foi paramédica durante as operações Escudo do Deserto e Tempestade no Deserto. Tem experiência nas áreas de emergência, serviços de endoscopia, anestesia e recuperação, pediatria hospitalar, saúde materna, laboratório hospitalar, medicina de família e farmácia. Entre as atividades de formação de profissionais da saúde que desenvolveu, foi professora do Centro de Treinamento da CPR – American Heart Association. É especialista em desenvolvimento curricular para credenciamento de cursos pelo Accreditation Counsel for Continuing Education and Training (ACCET) e desenvolveu e padronizou currículos para 13 faculdades de cinco estados americanos. É autora de livros e materiais didáticos publicados pela McGraw-Hill.

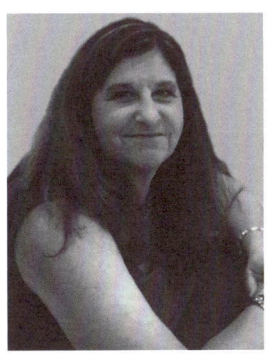

Denise J. Propes, CPhT, trabalha como farmacêutica há 30 anos. Atuou como técnica de farmácia em diferentes estabelecimentos antes de se dedicar à farmácia hospitalar. Já ensinou terminologia médica e matemática para profissionais de saúde, além de ter ministrado cursos técnicos de farmácia em instituições no estado de Michigan. Revisou e atualizou materiais didáticos farmacêuticos para diversas organizações e empresas e foi coautora de livros publicados pela McGraw Hill. Atualmente, trabalha no Centro Médico da University of Michigan como técnica-chefe de farmácia do Research Pharmacy. Também leciona educação técnica de farmácia na Intermediate School District Lenawee (LISD) do Technical Center Adult Learning Services Program.

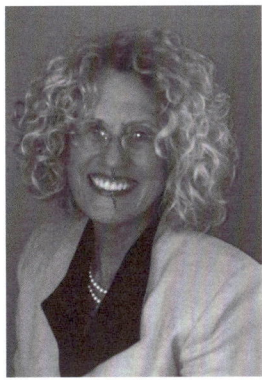

Alice J. Brown, RN, é enfermeira há mais de 30 anos. Começou sua carreira em Nova Jersey. Esposa de militar, já trabalhou em diferentes estados dos Estados Unidos. Tem vasta experiência em enfermagem em situações de emergência e trauma, e suas outras áreas de atuação incluem cuidado intensivo, ortopedia, oncologia, cirurgia ambulatorial e gastroenterologia.

Ao meu marido Scott, obrigada por seu amor e apoio inabaláveis.

Aos meus familiares e amigos que me apoiaram nesta empreitada, muito obrigada.

Lynn M. Egler

Ao meu marido, Robert, e à minha família, obrigada por todo amor e apoio.

À minha amiga e colega Kim Redic, da equipe do Research Pharmacy da University of Michigan – eu não estaria onde estou hoje sem o seu apoio, conhecimento e experiência.

A Rhonda Kenyon, obrigada por sua amizade e por seu incentivo.

Denise J. Propes

Aos meus filhos, Christopher e Michael.

Alice J. Brown

Agradecimentos

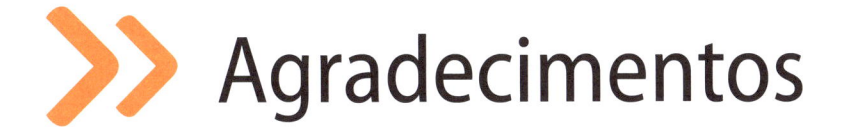

Colaboradores Kelly Washington, MLA, professora adjunta da Kaplan University, Chicago, Illinois.

Revisão Jennifer L. Jiminey, auxiliar de saúde/gestora de clínica médica, Tete Oniango, MD, PLLC.

Tecnologia da informação e apoio administrativo James Propes.

Um agradecimento especial a Michael Weitz, Laura Libretti, Cindy Yoo e a toda a equipe da McGraw-Hill que nos ajudou a desenvolver e a elaborar este projeto.

Ambiente virtual de aprendizagem

Se você adquiriu este livro em ebook, entre em contato conosco para solicitar seu código de acesso para o ambiente virtual de aprendizagem. Com ele, você poderá complementar seu estudo com os mais variados tipos de material: aulas em PowerPoint®, quizzes, vídeos, leituras recomendadas e indicações de sites.

Todos os livros contam com material customizado. Entre no nosso ambiente e veja o que preparamos para você!

SAC 0800 703-3444

divulgacao@grupoa.com.br

www.grupoa.com.br/tekne

Prefácio

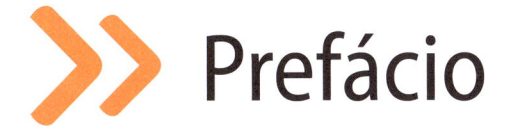

Profissionais da área da saúde, como auxiliares e técnicos em enfermagem, técnicos em farmácia e profissionais de áreas afins, precisam não apenas estar sempre bem informados sobre a sua área de especialização como também estar preparados no que diz respeito aos seus conhecimentos matemáticos básicos. Para dominar cálculos de dosagens e fórmulas específicas utilizadas em seu dia a dia, é muito importante que esses profissionais tenham uma base sólida de matemática e compreendam de que modo esse conhecimento afeta os cuidados com o paciente e os resultados obtidos. Elaborado para contribuir na formação desses profissionais, *Matemática para Profissionais da Saúde* utiliza uma linguagem acessível, incentivando o leitor a desenvolver suas habilidades e dominar operações matemáticas básicas.

Com uma abordagem fácil, este livro relaciona conceitos básicos de matemática a atividades do dia a dia, permitindo que o leitor compreenda e domine os cálculos e fórmulas mais complexos utilizados por profissionais da saúde. Ele apresenta conceitos que vão de números indo-arábicos e romanos, adição, subtração, multiplicação e divisão, frações, decimais, porcentagens, razões e proporções a coeficientes de conversão entre sistemas de unidades. Aplicações práticas mostram o uso dos conceitos no cotidiano e ajudam o leitor a interpretar problemas matemáticos corretamente, mostrando como extrair dos enunciados as informações necessárias para montar e resolver equações matemáticas. Hoje, muitos profissionais contam com o uso de calculadoras para executar problemas matemáticos; por isso a seção "Agora é a sua vez" reforça a confiança e o conhecimento do leitor no que diz respeito à matemática básica. À medida que trabalha em cada capítulo, o leitor adquire habilidades matemáticas e ganha a competência e a confiança necessárias para dominar os cálculos e as fórmulas utilizadas por profissionais da área da saúde.

Características

Matemática para Profissionais da Saúde apresenta os seguintes recursos para reforçar o aprendizado:

- » Abertura de capítulo com introdução ao tema e objetivos de aprendizagem.
- » Seção "Para começar", que traz os termos-chave do capítulo.
- » Seções "Agora é a sua vez", que põem em prática os conceitos vistos.
- » Seções "Dica", que trazem dicas e notas sobre o assunto discutido.
- » Seções "Aplicação", que utilizam situações reais para mostrar como resolver problemas matemáticos, montar equações e responder exercícios.
- » Seção "Juntando tudo", que resume o conteúdo abordado no capítulo.
- » Seção "Atividades", que traz exercícios práticos ao final de cada capítulo.
- » Revisão completa e avaliação, bem como respostas de todos os exercícios, ao final do livro.

Sumário

capítulo 1 Números, enunciados de problemas e sistemas numéricos 1

- **Lendo números** 2
- **Enunciados de problemas** 3
  - Identificando e extraindo informações 4
  - Elaborando e resolvendo equações 6
- **Números indo-arábicos** 9
  - Valores numéricos 9
  - Combinação e contagem 9
- **Números romanos** 11
  - Regras para números romanos 11
  - Combinando números romanos 15
  - Juntando tudo 19
  - Atividades 19

capítulo 2 Operações básicas e números inteiros 23

- **Fundamentos da adição** 24
  - Adição de números inteiros 26
- **Fundamentos da subtração** 32
  - Subtração de números inteiros 32
  - Conferindo seu cálculo 34
- **Fundamentos da multiplicação** 37
  - Tabuadas de multiplicação 37
  - Multiplicação de números inteiros 39
- **Fundamentos da divisão** 46
  - Verificando suas operações 47
  - Juntando tudo 49
  - Atividades 50

capítulo 3 *Frações e números mistos* 53

Frações 54
Frações próprias 55
Frações impróprias 56
Números mistos 57
Reduzindo frações à forma irredutível 60
Juntando tudo 63
Atividades 64

capítulo 4 *Operações básicas com frações* 67

Adicionando e subtraindo frações com denominadores comuns 68
Adicionando e subtraindo frações com denominadores diferentes 70
Adicionando e subtraindo frações e números mistos ou inteiros 74
Multiplicando frações e números mistos 77
Dividindo frações e números mistos 79
Juntando tudo 82
Atividades 83

capítulo 5 *Decimais* 85

Decimais 86
Convertendo frações em decimais 87
Convertendo decimais em frações 89
Arredondamento 90
Juntando tudo 92
Atividades 92

capítulo 6 *Operações básicas com decimais* 95

Adicionando e subtraindo decimais 96
Multiplicação e divisão de números decimais 99
Juntando tudo 103
Atividades 104

capítulo 7 *Porcentagens, razões e proporções* 107

Convertendo decimais e porcentagens entre si 108
Razões e proporções 110
Proporções 112
Multiplicação cruzada 113
Juntando tudo 116
Atividades 116

Capítulo 8 *Sistemas de unidades* 119

    Trabalhando com conversões 120
    Sistema de unidades padrão americano 120
    Sistema métrico de unidades 126
    Conversão entre os sistemas de unidades padrão americano e métrico 128
    Método da proporção de frações 129
    Método da proporção de razões 130
    Método da proporção de frações 130
    Método da proporção de razões 131
    Temperatura 132
    Tempo 133
    Juntando tudo 137
    Atividades 137

capítulo 9 *Para terminar* 141

    Números, enunciados de problemas e sistemas numéricos 142
    Operações básicas e números inteiros 143
    Frações e números mistos 143
    Operações básicas com frações 144
    Decimais 145
    Operações básicas com decimais 146
    Porcentagens, razões e proporções 147
    Sistemas de unidades 148
    Atividades (Capítulos 1 a 8) 149

Respostas Online

Glossário Online

Índice 153

capítulo 1

Números, enunciados de problemas e sistemas numéricos

Procurar por números e informações em enunciados de problemas e compreender enunciados e sistemas numéricos são habilidades muito importantes que profissionais da saúde utilizam no exercício diário de suas atividades. Quer você seja enfermeiro, quer seja técnico ou auxiliar em enfermagem, técnico ou auxiliar em farmácia ou assistente de dentista, precisará saber ler, interpretar, identificar, extrair, converter e resolver problemas usando números. Tudo isso pode ser realizado com o uso de habilidades básicas de leitura e de matemática e com a compreensão de sistemas numéricos. Usamos habilidades básicas de matemática todos os dias e muitos de nós provavelmente nem percebem quantas vezes usam matemática diariamente. O Capítulo 1 mostrará como procurar por números e informações em enunciados de problemas. Você aprenderá a identificar e a extrair as informações necessárias para estabelecer as equações certas, as quais usará para dominar a habilidade de resolução de problemas. Você também aprenderá o que são números indo-arábicos e números romanos, bem como a conversão entre esses dois sistemas numéricos.

Objetivos de aprendizagem

» Identificar informações necessárias para a resolução de enunciados de problemas.
» Extrair dos enunciados as informações pertinentes ao estabelecimento das equações.
» Aplicar habilidades básicas de matemática na resolução de problemas.
» Reconhecer números romanos e números indo-arábicos.
» Entender os números indo-arábicos e o sistema numérico romano.
» Reconhecer que as diferentes combinações de números indo-arábicos têm valores diferentes.
» Converter números romanos em números indo-arábicos.
» Expressar números indo-arábicos como números romanos.

>> Lendo números

A leitura de números e sua correta interpretação é fundamental para enfermeiros e outros profissionais da saúde. Você é o detetive dos números, contratado para resolver muitos mistérios numéricos presentes no contexto da área da saúde. Os números podem ser escritos de muitas formas, que por sua vez alteram o valor desses números. Ao ler algum número, é importante compreender seu valor. Se o valor de um número for interpretado incorretamente, podem ocorrer equívocos que afetarão negativamente a evolução do paciente, como erros de dosagem de medicamentos.

Os números podem ser escritos usando-se palavras, letras, dígitos e símbolos. Preenchemos cheques pessoais, por exemplo, usando palavras, dígitos e símbolos. Números também podem ser escritos de diversas maneiras, como frações, decimais e porcentagens. Vejamos as diversas formas de escrever o valor de uma nota de um Real e de uma moeda de 50 centavos.

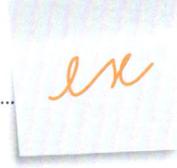

EXEMPLO

a. O valor de uma nota de um Real pode ser escrito como:
   » Um Real; R$ 1,00; 1,00; ou 100% de um Real.
b. O valor de 50 centavos pode ser visto como:
   » 50 centavos; R$0,50; 0,50.

Agora que você tem uma ideia das diferentes formas de escrita dos números, vamos localizar os números na frase abaixo e escrevê-los de diversas formas.

"O supermercado local está vendendo ovos por R$3,39 a dúzia."

c. Os ovos estão à venda por R$3,39 a dúzia. R$3,39 pode ser escrito como:
   » R$3,39; três Reais e 39 centavos; 3,39.

E uma dúzia de ovos pode ser escrita como:
   » Uma dúzia de ovos, 1 dúzia de ovos.

Isso nos leva a outra pergunta:
   » Quantos ovos há em uma dúzia? Há 12 ovos em uma dúzia.

Agora podemos adicionar outras formas de escrever o valor de uma dúzia de ovos.

d. Uma dúzia de ovos pode ser escrita como:
   » Uma dúzia de ovos; 1 dúzia de ovos; doze ovos; ou 12 ovos.

Agora é a sua vez!

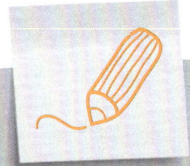

Localize os números nas frases a seguir e escreva-os usando palavras, dígitos, letras e símbolos.

1. Uma caixa de luvas roxas sem látex custa R$75,00.
   a. Uma caixa   ....
   b. R$75,00   ....
2. Dentro de uma caixa cheia há 10 estojos de cartolina fina contendo luvas.
   a. 10 estojos   ....
   b. Uma caixa cheia   ....
3. Há 50 luvas em cada estojo.
   a. 50 luvas   ....
   b. Cada estojo   ....

Agora que você já tem uma ideia das diferentes formas de escrita dos números, podemos adicionar esses números a frases e a parágrafos para iniciar nosso trabalho de detetive. O primeiro passo é identificar o número na frase e então determinar seu valor. Se você estiver lendo o anúncio de uma empresa de equipamentos médicos que oferece uma caixa de luvas sem látex por R$75,00, precisa determinar se o preço de venda é aceitável para o seu consultório. Com base nas frases do exercício anterior, sabemos que uma caixa de luvas sem látex está à venda por R$75,00, que cada caixa possui 10 estojos de luvas e que cada estojo possui 50 luvas roxas.

Enunciados de problemas

Enunciados são questões ou problemas que resolvemos todos os dias, muitas vezes sem nem mesmo percebermos – assim com as habilidades básicas de matemática. O segredo é ler o enunciado cuidadosamente e identificar e extrair as informações necessárias para a resolução do problema. A leitura de enunciados de problemas se baseia no processo usado para a leitura de números. O texto do enunciado pode não estar pedindo um número, mas você usará a mesma ideia da leitura de números para chegar à resposta. As perguntas realizadas após o enunciado são os problemas que você deverá resolver. Eles não são realmente problemas; são apenas perguntas que se relacionam com o próprio enunciado. Ao trabalhar com enunciados, é sempre bom saber que informações você está procurando, então, leia as perguntas (problemas) que seguem o enunciado antes de ler o enunciado em si.

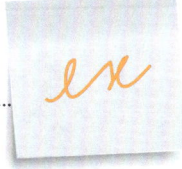

EXEMPLO

Usando o exemplo da venda de luvas pela empresa de equipamentos médicos, mantenha as seguintes perguntas em mente ao ler o enunciado.

Perguntas

De que cor são as luvas?

Que tipo de luvas está à venda?

De que tipo de material são feitos os estojos?

Enunciado

Você está lendo o anúncio de uma empresa de equipamentos médicos que oferece uma caixa de luvas sem látex por R$75,00. Você precisa determinar se o preço de venda é aceitável para o seu consultório. Cada caixa possui 10 estojos de luvas e cada estojo possui 50 luvas roxas.

Se sabemos o que procurar durante a leitura, podemos facilmente resolver os problemas dos enunciados. Sabemos, a partir da leitura da propaganda da empresa de equipamentos médicos, que as luvas são roxas, não possuem látex e estão embaladas em estojos de cartolina fina.

❯❯ Identificando e extraindo informações

Para resolver corretamente os problemas, as informações associadas às perguntas realizadas devem ser devidamente identificadas e extraídas do enunciado. Essa é uma habilidade exigida de profissionais da área da saúde, e você pode desenvolvê-la.

Os enunciados muitas vezes incluem informações que não se aplicam às perguntas que estão sendo feitas. Essas informações podem parecer irrelevantes ou excessivas em relação ao propósito de identificar dados importantes para as perguntas; entretanto, algumas informações irrelevantes podem ser úteis para responder a perguntas futuras. Usando o mesmo cenário de vendas de equipamentos médicos, identificaremos e extrairemos as informações necessárias à resolução de nossos problemas, além de identificarmos as informações inicialmente irrelevantes.

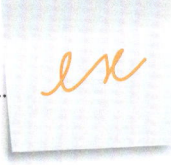

EXEMPLO

Continuando com o exemplo da venda de luvas pela empresa de equipamentos médicos, mantenha as seguintes perguntas em mente ao ler o enunciado.

Perguntas

Quanto custa uma caixa de luvas?

Quantos estojos de luvas há em cada caixa?

Quantas luvas há em cada caixa de luvas?

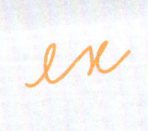

Enunciado
Você está lendo o anúncio de uma empresa de equipamentos médicos referente a uma caixa de luvas roxas sem látex à venda por R$75,00. Você precisa determinar se o preço de venda é aceitável para o seu consultório. Cada caixa contém 10 estojos de cartolina fina e cada estojo possui 50 luvas roxas.

Com base em nossos conhecimentos sobre quais perguntas devem ser respondidas, sabemos que uma caixa de luvas sem látex está à venda por R$75,00, e que cada caixa possui 10 estojos de cartolina e cada estojo possui 50 luvas roxas.

Informações dispensáveis
Com base nas perguntas que devem ser respondidas por meio do enunciado, podemos identificar informações extras, que não são necessárias para a resolução das perguntas realizadas. Essas informações adicionais estão destacadas nas seguintes frases.

Uma caixa de luvas sem látex está à venda por R$75,00.

Cada caixa possui 10 estojos de cartolina fina com luvas.

Cada estojo possui 50 luvas roxas.

A informação destacada em cada frase não foi necessária para a resolução das perguntas originais, sendo então dispensável para esse conjunto de questões ou problemas, mas poderia ter sido pertinente a outras questões.

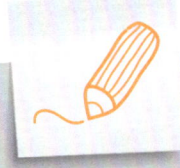

>> Agora é a sua vez!

Usando a venda de luvas pela empresa de equipamentos médicos, resolva os problemas e identifique as informações dispensáveis.

Enunciado
Você está lendo o anúncio de uma empresa de equipamentos médicos referente a uma caixa de luvas roxas sem látex à venda por R$75,00. Você precisa determinar se o preço de venda é aceitável para o seu consultório. Cada caixa contém 10 estojos de cartolina fina e cada estojo possui 50 luvas roxas sem látex.

De que cor são as luvas?

Que tipo de luvas está à venda?

De que tipo de material são feitos os estojos?

1. Nas frases abaixo, identifique as informações dispensáveis, que não foram necessárias na resolução das perguntas do enunciado acima.

    Uma caixa de luvas sem látex à venda por R$75,00. ....

    Cada caixa contém 10 estojos de cartolina fina. ....

    Cada estojo possui 50 luvas roxas. ....

2. Agora que você já leu as perguntas e o restante do enunciado e já identificou as informações dispensáveis, responda às seguintes questões.

De que cor são as luvas? ....

Que tipo de luvas está à venda? ....

De que tipo de material são feitos os estojos? ....

» Elaborando e resolvendo equações

Ao ler enunciados de problemas, além de saber identificar e extrair as informações necessárias para a resolução dos problemas, também é importante saber elaborar e resolver equações matemáticas. O segredo para a elaboração e a resolução de equações é interpretar adequadamente o que o enunciado está exigindo. Inicialmente, leia as perguntas; em seguida, leia todo o enunciado; e então interprete o que está sendo perguntado, identifique as informações dispensáveis, identifique e extraia as informações relevantes, elabore a equação e resolva-a para obter a solução. A elaboração e a resolução de equações pode ser realizada por meio do processo em oito passos demonstrado na Tabela 1.1.

Tabela 1.1 » **Passos para a elaboração e resolução de equações com base em enunciados**

Passo 1:	Ler a(s) pergunta(s)
Passo 2:	Ler o enunciado
Passo 3:	Interpretar a(s) pergunta(s)
Passo 4:	Identificar as informações dispensáveis
Passo 5:	Identificar e extrair as informações necessárias para a elaboração da equação
Passo 6:	Elaborar a equação
Passo 7:	Resolver a equação
Passo 8:	Resolver o problema apresentado no enunciado

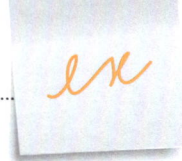

EXEMPLO

Você está lendo o anúncio de uma empresa de equipamentos médicos referente a uma caixa de luvas roxas sem látex à venda por R$75,00. Você precisa determinar se o preço de venda é aceitável para seu consultório. Cada caixa contém 10 estojos de cartolina fina e cada estojo possui 50 luvas roxas sem látex.

Quanto custa cada estojo de luvas na caixa?

PASSO 1: Ler a pergunta.

Quanto custa cada estojo de luvas na caixa?

PASSO 2: Ler o enunciado.

Você está lendo o anúncio de uma empresa de equipamentos médicos referente a uma caixa de luvas roxas sem látex à venda por R$75,00. Você precisa determinar se o preço de venda é aceitável para seu consultório. Cada caixa contém 10 estojos de cartolina fina e cada estojo possui 50 luvas roxas sem látex.

PASSO 3: Interpretar a pergunta.

A pergunta se refere ao custo de cada estojo de luvas incluso na caixa. Para obter o custo por estojo, precisamos dividir o preço da caixa pelo número de estojos na caixa.

PASSO 4: Identificar as informações dispensáveis.

Cada caixa custa R$75,00.

Cada caixa contém 10 estojos de cartolina fina com luvas.

Cada caixa contém 50 luvas roxas sem látex.

PASSO 5: Identificar e extrair as informações necessárias para a elaboração da equação.

Cada caixa custa R$75,00.

Cada caixa contém 10 estojos de cartolina fina com luvas.

Cada estojo contém 50 luvas roxas sem látex.

Cada caixa custa R$75,00 e há 10 estojos em cada caixa.

PASSO 6: Elaborar a equação.

Cada caixa custa R$75,00 e há 10 estojos em cada caixa.

Caixa de R$75,00 ÷ 10 estojos =

PASSO 7: Resolver a equação.

Caixa de R$75,00 ÷ 10 estojos = R$7,50 por estojo.

PASSO 8: Resolver o problema apresentado no enunciado.

Você está lendo o anúncio de uma empresa de equipamentos médicos referente a uma caixa de luvas roxas sem látex à venda por R$75,00. Você precisa determinar se o preço de venda é aceitável para seu consultório. Cada caixa contém 10 estojos de cartolina fina e cada estojo possui 50 luvas roxas sem látex.

Quanto custa cada estojo de luvas na caixa?

Solução do enunciado:

Cada estojo de luvas na caixa custa R$7,50.

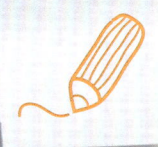

Agora é a sua vez!

Usando os oito passos da Tabela 1.1, resolva o seguinte enunciado:

Você está lendo o anúncio de uma empresa de equipamentos médicos referente a uma caixa de luvas roxas sem látex à venda por R$75,00. Você precisa determinar se o preço de venda é aceitável para seu consultório. Cada caixa contém 10 estojos de cartolina fina e cada estojo possui 50 luvas roxas sem látex.

Quanto custa cada luva?

PASSO 1: Ler a pergunta.

Quanto custa cada luva?

PASSO 2: Ler o enunciado.

Você está lendo o anúncio de uma empresa de equipamentos médicos referente a uma caixa de luvas roxas sem látex à venda por R$75,00. Você precisa determinar se o preço de venda é aceitável para seu consultório. Cada caixa contém 10 estojos de cartolina fina e cada estojo possui 50 luvas roxas sem látex.

PASSO 3: Interpretar a pergunta.

A pergunta se refere ao custo de cada luva na caixa. Para obter o custo por luva, o que você precisa fazer?

PASSO 4: Identificar as informações dispensáveis.

Cada caixa de luvas custa R$75,00.

Cada caixa contém 10 estojos de cartolina fina com luvas.

Cada estojo de luvas custa R$7,50.

Cada estojo contém 50 luvas roxas sem látex.

PASSO 5: Identificar e extrair as informações necessárias para a elaboração da equação.

Cada caixa de luvas custa R$75,00.

Cada caixa contém 10 estojos de cartolina fina com luvas.

Cada estojo de luvas custa R$7,50.

Cada estojo contém 50 luvas roxas sem látex.

PASSO 6: Elaborar a equação.

.... ÷ .... =

PASSO 7: Resolver a equação.

.... ÷ .... =

PASSO 8: Resolver o problema apresentado no enunciado.

Você está lendo o anúncio de uma empresa de equipamentos médicos referente a uma caixa de luvas roxas sem látex à venda por R$75,00. Você precisa determinar se o preço de venda é aceitável para seu consultório. Cada estojo de luvas custa R$7,50 e contém 50 luvas roxas sem látex.

Quanto custa cada estojo de luvas na caixa?

Solução do enunciado:

Cada luva custa ....

Números indo-arábicos

O sistema indo-arábico é o sistema numérico que usamos no dia a dia. Esse sistema consiste nos dez dígitos 0, 1, 2, 3, 4, 5, 6, 7, 8 e 9, que podem ser combinados de diversas formas para representar diferentes valores numéricos e expressões. Para profissionais da área da saúde, é importante compreender tanto esse sistema numérico quanto o sistema numérico romano, uma vez que ambos são comumente usados na medicina.

Valores numéricos

Os dígitos dos números indo-arábicos, quando combinados de formas diferentes, possuem valores muito distintos. A correta identificação e escrita dos dígitos pode ter um impacto direto na saúde dos pacientes. Por exemplo, uma dose de 0,5 colheres de chá de um medicamento tem um valor bem diferente de 5 colheres de chá do mesmo medicamento. Ler ou escrever números incorretamente pode resultar em um erro médico e causar danos sérios ou até a morte de um paciente.

Por exemplo:

47 é um número inteiro

4/7 é uma fração

0,47 é um decimal

Combinação e contagem

A combinação e a contagem usando números indo-arábicos é a forma como realizamos matemática básica. Aprendemos a contar usando os seguintes dez dígitos: 0, 1, 2, 3, 4, 5, 6, 7, 8 e 9. E os resultados são os números formados pela combinação desses dígitos.

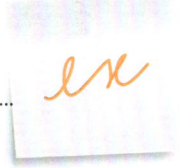

EXEMPLO

Contando de 1 em 1: 1, 2, 3, 4, 5, 6, 7, 8, 9, 10, 11, 12, 13, 14, 15.

Na lista de números de 1 a 15, os números de 1 a 9 são escritos usando apenas um dígito, enquanto os números de 10 a 15 são expressos com a combinação de dois dígitos.

Contando de 10 em 10: 10, 20, 30, 40, 50, 60, 70, 80, 90, 100.

Na lista de números de 10 a 100, combinamos dois dígitos para os números entre 10 e 90, e combinamos três dígitos para o número 100.

Podemos combinar a representação de dois números? É claro que podemos. Vamos combinar os dois dígitos de 15 com os três dígitos de 100. Juntos, 15 e 100 produzem o número 15100. **A combinação de dígitos não é a mesma coisa que a adição.** Se adicionarmos 15 ao número 100, teremos como resultado a soma 115.

Assim,

15 e 100 podem ser combinados em 15100, enquanto 15 + 100 = 115

15100 tem um valor muito maior do que 115.

Como afirmado anteriormente, a forma como os números são escritos cria valores muito diferentes. Como profissional da área da saúde, você aprenderá a sempre prestar muita atenção ao valor de todos os números com os quais trabalha, porque o bem-estar do paciente depende disso.

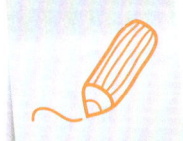

>> Agora é a sua vez!

Preencha as lacunas com os números apropriados da contagem; em seguida, combine os dígitos dos números e escreva sua soma.

1. Contando de 2 em 2: 2, 4, ..., 8, 10, 12, ..., 16, 18, ...

    Combine os dígitos de ...., ..., ... para criar o número ....

    Some os números .... + ... + ... = ...

2. Contando de 5 em 5: 5, 10, ..., 20, 25, ..., 35, 40, ..., 50.

    Combine os dígitos de ...., ..., ... para criar o número ....

    Some os números .... + ... + ... = ...

DICA

O encontro entre mente e matemática!

Algumas vezes você terá de realizar cálculos básicos rapidamente e pode não haver uma calculadora à sua disposição. Para relembrar como fazer contas, tanto de cabeça quanto no papel, comece com o simples exercício mental de contar até 100, sem passar de 100, passando pelos múltiplos de 2, 5, 10, 15, 20, 25.

2, 4, 6, 8, 10, 12, 14, 16, 18, 20, 22, 24, 26, 28, 30, 32, 34, 36, 38, 40, 42, 44, 46, 48, 50, 52, 54, 56, 58, 60, 62, 64, 66, 68, 70, 72, 74, 76, 78, 80, 82, 84, 86, 88, 90, 92, 94, 96, 98, 100.
5, 10, 15, 20, 25, 30, 35, 40, 45, 50, 55, 60, 65, 70, 75, 80, 85, 90, 95, 100.
10, 20, 30, 40, 50, 60, 70, 80, 90, 100.
15, 30, 45, 60, 75, 90.
20, 40, 60, 80, 100.
25, 50, 75, 100.

Números romanos

Os números romanos usam letras específicas para representar valores diferentes. A Tabela 1.2 mostra números indo-arábicos e seus correspondentes números romanos. Ao final deste capítulo, você deverá se sentir muito confortável com a leitura e a escrita de números romanos e com sua conversão de e para números indo-arábicos.

Tabela 1.2 >> **Números indo-arábicos e números romanos**

Números indo-arábicos	Números romanos
1/2	ss
1	I
5	V
10	X
50	L
100	C
500	D
1000	M

>> Regras para números romanos

As diferentes formas de adição ou remoção de símbolos em números romanos dão origem a valores distintos. Há várias regras que governam o uso de números romanos. Compreender e lembrar essas regras ajudará os profissionais da saúde a interpretar corretamente os números romanos frequentemente usados em laboratórios e em receitas médicas. Nesta seção, recapitularemos as seguintes regras para números romanos:

1. Uma letra só pode aparecer três vezes seguidas.
2. Se uma letra aparecer antes de outra letra de maior valor, subtraia o menor valor.

    Regra 2a: apenas subtraia potências de 10.

    Regra 2b: subtraia no máximo um número de outro.
3. Se uma letra aparecer após outra letra de maior valor, some o menor valor.

Regra 1

Uma letra só pode aparecer **três** vezes seguidas.

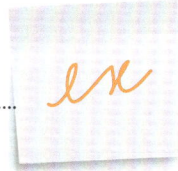

EXEMPLO

XXX = 30

(X = 10) mais (X = 10) mais (X = 10) é igual a 30

X + X + X = 30

Assim, XXXX **não** significa 40; isso seria uma letra aparecendo mais de três vezes seguidas.

(A escrita do número 40 será explicada mais adiante no capítulo).

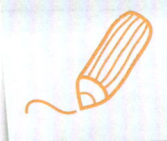

>> Agora é a sua vez!

Converta os seguintes números indo-arábicos em números romanos.

1. 20 ....
2. 3 ....
3. 200 ....
4. 23 ....
5. 530 ....

Regra 2

Se uma letra que é uma potência de 10 aparecer antes de outra letra de maior valor, então subtraia o menor valor.

Outra forma de pensar nisso é: se um símbolo numérico **menor** estiver à **esquerda** de um símbolo numérico maior, **subtraia** o símbolo numérico menor.

Apenas subtraia potências de dez (I, X ou C, **nunca subtraia V ou L**).

Potências de dez

I = 1

X = 10

C = 100

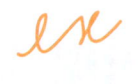

EXEMPLO

a. IV = 4

V é maior que I, então subtraímos I de V

ou

I está à esquerda de V e I é menor do que V, então subtraímos

(V = 5) menos (I = 1) é igual a 4

V − I = 4

b. XL = 40

L é maior que X, então subtraia X de L

ou

X está à esquerda de L e X é menor do que L, então subtraímos

(L = 50) menos (X = 10) é igual a 40

L − X = 40

c. VX não é igual a 5

   V não é uma potência de 10

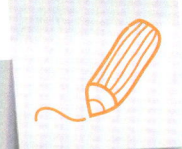

>> Agora é a sua vez!

Converta os seguintes números romanos em números indo-arábicos.

1. IX   ....
2. CM   ....
3. XCIX ....
4. XLIV ....
5. IV   ....

Subtraia no máximo **um** número de outro.

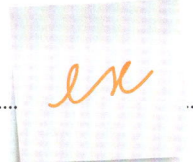

EXEMPLO

a. IX = 9 (10 − 1 = 9)

   X é maior que I, então subtraímos

   (X = 10) menos (I = 1) é igual a 9

   X − I = 9

b. XC = 90 (100 − 10 = 90)

   C é maior que X, então subtraímos

   (C = 100) menos (X = 10) é igual a 90

   C − X = 90

c. IIV **não** é igual a 3. Isso envolveria subtrair dois números de V.

   (III = 3)

13

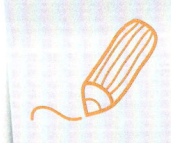

Agora é a sua vez!

Converta os seguintes números indo-arábicos em números romanos.

1. 900 ....
2. 40 ....
3. 49 ....
4. 24 ....
5. 99 ....

Regra 3

Se uma letra aparecer após outra letra de maior valor, some o menor valor.

Outra forma de pensar nisso é: se um símbolo numérico **menor** estiver à **direita** de um símbolo numérico maior, **some** o valor do número menor.

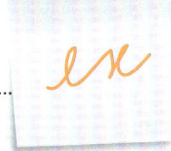

EXEMPLO

a. VII = 7 (5 + 2 = 7)

V é maior que II, então somamos V e II

ou

II está à direita de V e é menor que V, então, somamos

(V = 5) mais (II = 2) é igual a 7

V + II = 7

b. XVIII = 18 (10 + 5 + 3 = 18)

X é maior que V, então somamos X e V

ou

V está à direita de X e é menor que X, então, somamos

V é maior que III, então some V e III

ou

III está à direita de V e é menor que V, logo, somamos

(X = 10) mais (V = 5) mais (III = 3) é igual a 18

X + V + III = 18

>> Agora é a sua vez!

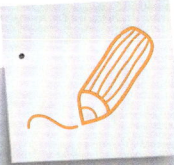

Converta os seguintes números romanos em números indo-arábicos.

1. XXXV ....
2. XVIII ....
3. LV ....
4. DXX ....
5. LXII ....

>> Combinando números romanos

A combinação de números romanos é como um quebra-cabeça: para encontrar a peça correta é necessário aplicar a regra correta. Números romanos frequentemente usam uma combinação de regras, e precisamos separar o número em pedaços para podermos descobrir quais regras se aplicam.

EXEMPLO

LXIV = 64

Primeiramente, podemos separar o número em duas partes ou peças distintas.

(LX = 60) e (IV = 4)

Em seguida, podemos descobrir que regras se aplicam:

L é maior do que X, então adicione L e X

L + X = 60

Essa é a regra 3: se uma letra aparecer **após** outra letra de **maior** valor, **some** o menor valor.

V é maior do que I, então subtraia I de V

V − I = 4

Essa é a regra 2: se uma letra que é **uma potência de 10** aparecer **antes** de outra letra de **maior** valor, então **subtraia** o menor valor.

Regra 2a: apenas subtraia potências de 10.

Regra 2b: subtraia no máximo **um** número de outro.

I é uma potência de 10 e estamos apenas subtraindo um número (I), então essas regras também se aplicam.

XCVII = 97

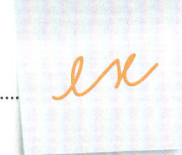

Primeiramente, separe o número em partes ou peças.

(XC = 90) e (VII = 7)

Que regras se aplicam?

C é maior do que X, então subtraímos X de C

C − X = 90

Essa é a regra 2: se uma letra que é **uma potência de 10** aparecer **antes** de outra letra de **maior** valor, então **subtraia** o menor valor.

Regra 2a: apenas subtraia potências de 10.

Regra 2b: subtraia no máximo **um** número de outro.

X é uma potência de 10, e estamos apenas subtraindo um número (X), então essas regras também se aplicam.

V é maior do que II, então adicionamos V e II

V + II = 7

Essa é a regra 3: se uma letra aparecer **após** outra letra de **maior** valor, **some** o menor valor.

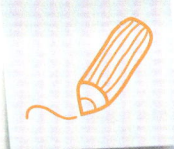

Agora é a sua vez!

1. Usando as regras para números romanos, converta os seguintes números romanos em números indo-arábicos.

   a. XVII ....
   b. LXXX ....
   c. DCCVII ....
   d. XXXIX ....
   e. XLII ....
   f. XL ....
   g. LXXIX ....
   h. DI ....
   i. XLIV ....
   j. XCVII ....
   k. XXXV ....
   l. LXXXI ....
   m. CM ....
   n. XXXII ....
   o. LVI ....

2. Converta os seguintes números indo-arábicos em números romanos.

   a. 80 ....
   b. 890 ....
   c. 7 ....
   d. 76 ....
   e. 24 ....
   f. 51 ....
   g. 44 ....
   h. 20 ....
   i. 38 ....
   j. 1000 ....

Agora vamos usar nossas novas habilidades para nos divertir!

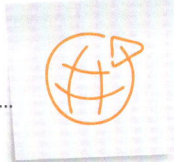

APLICAÇÃO

Situação 1

Você é o anfitrião de uma festa do XLVIII Campeonato Nacional de Futebol. Todos estão ansiosos para saber qual será o cardápio deste ano.

Você escolhe uma receita de seu tio Charlie, que escreveu todas as quantidades de ingredientes em números romanos para mantê-la um segredo de família. Ela rende XL porções, então é perfeita para esse evento.

Converta a seguinte receita de números romanos para números indo-arábicos.

Ingredientes

XV latas (CDXXX ml) de tomates cozidos ....
II e ss xícaras de cerveja ....
I-II colheres de chá de molho de pimenta ....
X cubos de caldo de carne ....
ss xícaras e I colher de sopa de açúcar mascavo ....
II e ss colheres de chá de pimenta em pó ....
II e ss colheres de chá de páprica ....
I e ss colher de chá de orégano ....
I e ss colher de chá de alho em pó ....
ss colher de chá de pimenta caiena ....
I colher de sopa e II colheres de chá de azeite de oliva ....
II e ss cebolas roxas picadas ....
II kg de frango moído ....
I e ss kg de linguiça italiana sem pele ....
X latas (III kg) de extrato de tomate ....
V latas (VII kg) de feijões vermelhos ....

(continua)

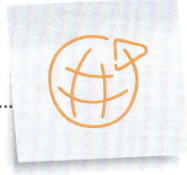

Situação 2

Você é famoso por seu Molho Dip Mexicano de VII Camadas, então todos estarão esperando por isso. Seu tio Charlie voluntariou-se para prepará-lo este ano, se puder usar a sua receita. Para manter a tradição de família, você envia a receita em números romanos. Essa receita também rende XL porções.

Converta os seguintes ingredientes para números romanos.

Ingredientes

2 Kg de carne moída ....

2 ½ latas (7 kg) de feijão refrito ....

10 ½ xícaras de mistura de queijos cheddar e monterey jack ralados ....

2 ½ caixas (3,5 kg) de creme de leite ....

3 xícaras de guacamole ....

3 xícaras de salsa mexicana ....

2 ½ latas (1 kg) de azeitonas pretas picadas ....

1 ½ xícara de tomate picado ....

1 ½ xícara de cebola verde picada ....

Em seu trabalho como profissional da área da saúde, você não lidará com receitas culinárias, mas utilizará esses mesmos tipos de expressões em vários contextos médicos.

Situação 3

Você é assistente de laboratório e seu supervisor pediu para você preparar uma receita de solução de limpeza com uma parte de desinfetante e nove de água para a limpeza dos balcões e das mesas de coleta de sangue. Você precisa preparar um total de 10 copos de solução. Você possui dois galões de água destilada e meio galão de desinfetante disponíveis no laboratório. Para escrever a receita da solução de água e desinfetante, você precisa determinar quanta água e quanto desinfetante serão necessários.

Para preparar uma solução de 10 copos com uma parte de desinfetante e nove partes de água, despeje _____ copo(s) de água em um recipiente à prova de derramamento. Em seguida, acrescente lentamente _____ copo(s) de desinfetante, feche a tampa firmemente e misture com cuidado.

1. De quanto desinfetante você precisará?
2. De quanta água você precisará?

Usando os oito passos para a elaboração e a resolução de equações com base em enunciados, resolva o problema.

Passo 1 ....

Passo 2 ....

Passo 3 ....

Passo 4 ....

Passo 5 ....

Passo 6 ....

Passo 7 ....

Passo 8 ....

A área da saúde e os números

Como profissional da área da saúde, você precisará lidar com diversos sistemas numéricos. A compreensão de sistemas numéricos é essencial na relação diária entre profisional e paciente.

Os números são usados na leitura de prescrições médicas, na interpretação de doses farmacêuticas que satisfaçam as necessidades de cada paciente, na medida de fluidos e muito mais.

Todos os procedimentos usados no relacionamento entre profissional e paciente estão associados a números. Eles podem variar desde medidas simples, como a medida da quantidade de suco dado a um paciente, até questões cruciais, como o cálculo da dosagem de um medicamento intravenoso.

Familiarize-se com os números e aproveite seu trabalho em enfermagem.

JUNTANDO TUDO

- » Números podem ser escritos com palavras, letras, dígitos e símbolos.
- » Números podem ser escritos de formas diferentes, como frações, decimais e porcentagens.
- » Enunciados contêm questões que podem ser respondidas com a leitura de um enunciado.
- » Para resolver problemas com base em enunciados, as informações devem ser corretamente identificadas e extraídas.
- » Enunciados podem conter informações dispensáveis.
- » Ao trabalhar com enunciados, é importante saber elaborar e resolver equações matemáticas.
- » Números indo-arábicos são formados usando-se os dígitos 0, 1, 2, 3, 4, 5, 6, 7, 8, 9.
- » Números indo-arábicos expressos de formas diferentes possuem valores diferentes.
- » Números romanos usam letras para representar valores.
- » Regras para números romanos:
    1. Uma letra só pode aparecer **três** vezes seguidas.
    2. Se uma letra aparecer **antes** de outra letra de **maior** valor, **subtraia** o menor valor. Observação: **apenas** subtraia potências de 10.
    3. Se uma letra aparecer **após** outra letra de **maior** valor, **some** o menor valor.

» Atividades

1. Leia os números de cada frase no parágrafo. Escreva os números de diversas formas, usando palavras, letras, dígitos e símbolos.

    O paciente masculino de 27 anos foi atendido hoje para seu acompanhamento pós-operatório de 3 meses de apendicectomia. A coloração de sua pele estava boa, ele não apresentou queixas, seu peso era de 78kg e sua temperatura era de 36,9 °C. O paciente pagou franquia de R$25,00 por visitas ao consultório.

    27 anos: ....

    3 meses: ....

    78 kg: ....

36,9 ºC: ....

R$25,00: ....

2. Liste os oito passos para a elaboração e a resolução de equações para problemas apresentados em enunciados.

Passo 1: ....

Passo 2: ....

Passo 3: ....

Passo 4: ....

Passo 5: ....

Passo 6: ....

Passo 7: ....

Passo 8: ....

3. Resolva o problema a seguir

Usando os oito passos de elaboração e resolução de equações, resolva o seguinte enunciado.

Você participará de uma conferência de formação continuada na próxima semana. A conferência não acontecerá em sua cidade, e você levará 2 horas para dirigir de sua casa até o centro de convenções. Você participará do jantar de recepção às 18h de sexta-feira no centro de convenções. Você quer chegar cedo para dar entrada em seu quarto e se preparar para o jantar de recepção, então planeja chegar às 16h30.

Que horas você deve sair de casa na sexta-feira para chegar ao centro de convenções às 16h30?

Passo 1: ....

Passo 2: ....

Passo 3: ....

Passo 4: ....

Passo 5: ....

Passo 6: ....

Passo 7: ....

Passo 8: ....

4. Liste o número de dígitos de cada número.

   a. 47 ....
   b. 253 ....
   c. 019 ....
   d. 15100 ....
   e. 6141 ....
   f. 750 ....

5. Preencha as lacunas com os números apropriados da contagem.

   a. Múltiplos de 2: 2, 4, 6, ..., 10, 12, 14, ..., 18, 20, ..., 24, 26, 30.

   b. Combine os dígitos ...., ..., ... para criar o número ....

   c. Some os números .... + ... + ... = ...

   d. Múltiplos de 5: 5, ..., 15, 20, ..., 30, 35, ..., 45, 50

e. Combine os dígitos ...., ..., ... para criar o número ....

f. Some os números .... + ... + ... = ...

g. Expresse os dígitos indo-arábicos 3 e 5 como uma fração.

h. Expresse os dígitos indo-arábicos 1 e 4 como um decimal.

6. Atribua verdadeiro ou falso às seguintes afirmações.

   a. 45, expresso como número romano, é XLV ....

   b. LL (como um numeral romano) é a forma correta de expressar 100 ....

   c. ½ é expresso como ss em números romanos ....

   d. Se uma letra aparece antes de outra letra de valor maior, então você deve somar o valor menor ....

   e. CM é igual a 900 ....

   f. 45 é uma fração ....

   g. Uma letra, usada como numeral romano, só pode ser repetida até três vezes ....

   h. VVVVV = 25 ....

7. Converta os seguintes números indo-arábicos em números romanos.

   a. 33 ....
   b. 82 ....
   c. 5 ....
   d. 19 ....
   e. 101 ....
   f. 701 ....
   g. 54 ....
   h. 66 ....
   i. 73 ....
   j. 90 ....

8. Converta os seguintes números romanos em números indo-arábicos.

   a. XLIX ....
   b. DXXX ....
   c. XV ....
   d. L ....
   e. XCIII ....
   f. DL ....
   g. LI ....
   h. III ....
   i. XVI ....
   j. MD ....

capítulo 2

Operações básicas e números inteiros

Em seu trabalho como profissional da área da saúde, é fundamental que você tenha habilidade com as operações matemáticas básicas de adição, subtração, multiplicação e divisão, pois precisará delas todos os dias. A capacidade de realizar essas funções matemáticas pode determinar tanto o sucesso de seu trabalho quanto a vida de seus pacientes. No Capítulo 2, você aprenderá formas simples de resolver equações matemáticas básicas correta e rapidamente. Também aprenderá atalhos e dicas para a resolução bem-sucedida de diversos tipos de equações, além de aprender a verificar suas operações.

Objetivos de aprendizagem

- » Reconhecer valores de casas numéricas.
- » Realizar adição básica com vários números.
- » Realizar subtração básica com vários números.
- » Realizar multiplicação básica com vários números.
- » Realizar divisão básica com vários números.
- » Aplicar tabuadas de multiplicação.
- » Empregar atalhos matemáticos.
- » Realizar operações básicas para resolver enunciados.
- » Verificar suas operações.

PARA COMEÇAR

- » **Adição** Operação matemática que representa o total ou a soma de dois ou mais objetos ou números. A adição é representada em uma equação matemática com um sinal de mais (+).
- » **Aumentar** Ato de adicionar um ou mais números a um dado número.
- » **Diferença** Termo matemático que descreve a resposta de uma equação de subtração.
- » **Diminuir** Ato de remover um ou mais números ou objetos de uma quantia maior de números ou objetos.
- » **Divisão** Operação matemática que separa o valor total de um número em diversas partes de menor valor. A divisão é representada em uma equação matemática com um sinal de divisão (÷).
- » **Equação** Expressão matemática que contém dois ou mais números, um cálculo ou uma ação matemática e uma conclusão ou uma resposta.
- » **Multiplicação** Operação matemática que repete o valor de um número múltiplas vezes. A multiplicação é representada em uma equação matemática com um sinal de multiplicação (×).
- » **Produto** Termo matemático que descreve a resposta de uma equação de multiplicação.
- » **Quociente** Termo matemático que descreve a resposta de uma equação de divisão.
- » **Soma** Termo matemático que descreve a resposta de uma equação de adição.
- » **Subtração** Operação matemática que representa a remoção de um objeto ou um número de uma quantia maior. A subtração é representada em uma equação matemática com um sinal de menos (−).
- » **Total** Soma de dois ou mais números ou objetos.
- » **Valor da casa** Valor de um número em múltiplos de dez, com base na casa do dígito.
- » **Zero à esquerda** Um ou mais zeros (0) usados para ajudar a alinhar os números em colunas em uma equação matemática.

»Fundamentos da adição

A **adição** é a operação matemática que representa o total de dois ou mais números ou objetos. A adição é representada em uma equação matemática com um sinal de mais (+). Os problemas matemáticos são equações. Uma **equação** é uma expressão matemática que contém dois ou mais números, um cálculo ou ação matemática e uma conclusão ou resposta. A reposta para equações de adição é chamada de **soma**.

Na matemática, a adição é comumente definida como a soma de dois ou mais números. A adição também pode ser definida como:

Uma parte sendo adicionada

ou:

O resultado de um aumento.

Realizamos adições em nosso dia a dia sem nem percebermos. Por exemplo, quando adicionamos um ingrediente a outro para preparar uma solução desinfetante para limpar os balcões do laboratório, realizamos uma adição.

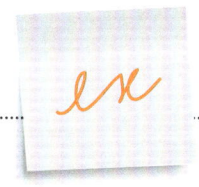

EXEMPLO

9 copos de água

1 copo de desinfetante

9 + 1 = 10 copos de solução desinfetante

ou

$$\begin{array}{r} 9 \\ +1 \\ \hline 10 \end{array}$$

Outro exemplo:

Você tem 16 colegas que participarão de uma palestra sobre habilidades de comunicação efetiva, e 3 desses colegas perguntam se podem trazer 1 convidado a mais.

16 + 3 = 19

ou

$$\begin{array}{r} 16 \\ + \ 3 \\ \hline 19 \end{array}$$

Então, você *adicionou* **3** ou mais pessoas à sua lista de participantes. A **soma ou total** é 19.

≫ Agora é a sua vez!

Resolva as seguintes equações de adição.

1. 20 + 8 = ...
2. 8 + 6 = ...
3. 4 + 4 = ...
4. 13 + 2 = ...
5. 0 + 7 = ...

» Adição de números inteiros

Ao adicionar números inteiros, é importante saber que os números possuem valores de acordo com a sua casa. O **valor da casa** é o valor de um número em múltiplos de dez, com base na posição do dígito.

A **tabela 2.1** explica os valores das casas dos números inteiros; você pode notar que, ao mover-se para a *esquerda*, o **valor da casa aumenta**.

Tabela 2.1 » Valores das casas

Milhão	Centena de milhar	Dezena de milhar	Milhar	Centena	Dezena	Unidade
1.000.000	100.000	10.000	1000	100	10	1

EXEMPLO

Vamos examinar o valor da casa de cada dígito do número 264.

O número é 264.

Usando a Tabela 2.1:

» Podemos ver que 2 está na casa das *centenas* (2 representa 200).

» Podemos ver que 6 está na casa das *dezenas* (6 representa 60).

» E podemos ver que 4 está na casa das *unidades* (4 representa 4).

Situação 1

Aqui, vamos aplicar a adição.

```
  200
  060      ← (Use zeros (0) à esquerda)
+ 004
  ─────
   64
```

Ao adicionar números inteiros, é importante colocar um número em cima do outro em forma de colunas. Essa é a forma mais fácil de adicionar vários números corretamente. Nesse caso, não importa qual número está em cima e qual está embaixo, mas é necessário que eles estejam alinhados. Um **zero à esquerda** é um zero que é usado para ajudar a alinhar os números em colunas em uma operação matemática. Sempre use um 0 (zero) à esquerda para ajudá-lo a alinhar os números.

Situação 2

$87 + 2 = 89$

```
   87
 + 02      ← (Use zero (0) à esquerda)
  ────
   89
```

Nessa equação, um número de dois dígitos está em cima, então usamos um 0 à esquerda para nos ajudar a alinhar os números. Para um profissional da saúde, é muito importante alinhar os números em colunas, para que os valores das casas estejam corretos. Não alinhar os números no formato correto não só levará a um resultado incorreto, mas também pode causar sérios erros médicos. Sempre confira o resultado de seus cálculos, ou use uma calculadora para ter certeza de que estão corretos.

Agora vamos somar outros números.

Situação 3

```
  234
 +044
  278
```

Começamos adicionando pela *direita* e continuamos à *esquerda*.

PASSO 1 Adicionar os números na coluna mais à *direita*.

```
  234
 +044
    8
```
$4 + 4 = 8$

PASSO 2 Adicionar a próxima coluna de números (novamente indo à esquerda) e colocar a soma logo abaixo deles.

```
  234
 +044
   78
```
$3 + 4 = 7$

PASSO 3 Adicionar a próxima coluna de números e colocar a soma logo abaixo deles.

```
  234
 +044
  278
```
$2 + 0 = 2$

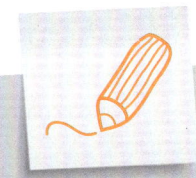

Agora é a sua vez!

Organize as equações de adição em colunas e encontre a soma dos números.

1. $456 + 3 + 420 =$
2. $365 + 132 =$
3. $602 + 313 + 74 =$
4. $703 + 20 + 5 =$
5. $123 + 325 =$

Quando a soma de dois ou mais números resulta em mais de 9, precisamos usar o método do "**vai 1**" para obter a soma correta.

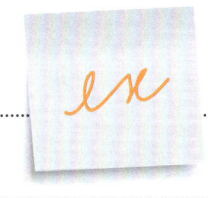

EXEMPLO

a. $26 + 6 =$

Organizando a equação em colunas.

```
  26
+ 06
```

PASSO 1 Como $6 + 6 = 12$ colocamos um 2 diretamente abaixo da coluna $6 + 6$ e "vai 1" para a próxima coluna.

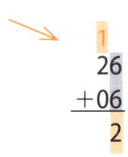

```
   1
  26
 +06
   2
```

PASSO 2 Somamos o valor do "vai 1" à coluna abaixo, obtendo $1+2+0=3$. Colocamos o resultado diretamente abaixo na mesma coluna.

```
   1
  26
 +06
  32
```

Então, $26 + 6 = 32$.

b. $567 + 867 + 1001 =$

Organizando a equação em colunas.

```
   567
   867
 +1001
```

PASSO 1 Aqui, somamos primeiro a coluna mais à direita, $7 + 7 + 1 = 15$, colocando então um 5 diretamente abaixo da coluna $7 + 7 + 1$ e "vai 1" para a próxima coluna.

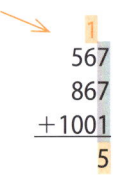

```
     1
   567
   867
 +1001
     5
```

PASSO 2 Adicionamos o valor do "vai 1" à próxima coluna, obtendo $1 + 6 + 6 + 0 = 13$. Colocamos o 3 diretamente abaixo de $1 + 6 + 6 + 0$ e "vai 1" para a coluna à esquerda.

```
    11
   567
   867
 +1001
    35
```

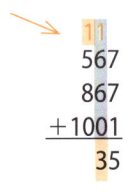

PASSO 3 Adicionamos o valor do "vai 1" à próxima coluna, 1 + 5 + 8 + 0 = 14. Colocamos o 4 diretamente abaixo de 1 + 5 + 8 + 0 e "vai 1" para a coluna à esquerda.

```
  → 111
     567
     867
   +1001
     435
```

PASSO 4 Adicionamos o valor do "vai 1" à próxima coluna, obtendo 1 + 1 = 2. Adicionamos os valores da coluna e colocamos o 2 diretamente abaixo.

```
  → 111
     567
     867
   +1001
    2435
```

Logo, **567 + 867 + 1001 = 2435**.

Lembre-se de que somente "**vai 1**" quando a soma dos números da coluna **é maior do que 9**; do contrário, simplesmente continue somando à esquerda.

EXEMPLO

712 + 328 =

Organizando a equação em colunas.

```
   712
  +328
```

PASSO 1 Aqui, nós somamos inicialmente a coluna mais à direita, 2 + 8 = 10. Logo, colocamos um 0 diretamente abaixo de 2+8 e "vai 1" para a próxima coluna.

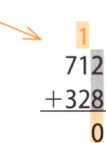

```
  →   1
     712
    +328
       0
```

PASSO 2 Em seguida, adicionamos a coluna do meio com 1 + 1 + 2 = 4. **Esse resultado não é maior do que 9, logo não há "vai 1".** Nós simplesmente somamos os números na coluna, colocamos o 4 diretamente abaixo do 1 + 1 + 2 e continuamos com a próxima coluna à *esquerda*.

```
      1
     712
    +328
    1040
```

(*continua*)

PASSO 3 Agora adicionamos a coluna esquerda, 7 + 3 = 10, logo devemos colocar um 10 diretamente abaixo de 7+3. **Como não há mais números à *esquerda*, não precisamos mais de "vai 1".** Podemos simplesmente adicionar os números e colocar a soma abaixo.

```
  1
  712
 +328
 1040
```

Agora é a sua vez!

Adicione os seguintes números usando o método do "vai 1"; organize suas contas ao lado das equações. Confira suas respostas usando uma calculadora.

1. 4531
   2551
   + 0091

2. 002
   + 999

3. 4871
   + 6711

4. 194
   + 067

5. 981
   755
   + 046

DICA

Existem vários atalhos que podem ajudá-lo a fazer adições com agilidade. Embora esses truques ajudem a resolver problemas rapidamente, é uma boa prática usar uma calculadora ou um papel para conferir suas contas. Isso garantirá que seus cálculos estejam corretos.

1. **Conte a partir de um número**

   Por exemplo, se você estiver adicionando os números 17 e 5, comece com o maior número, 17, e conte os próximos 5 números para obter a soma. Sempre comece com o maior número.

   17, 18, 19, 20, 21, **22**

DICA

2. **Conte em múltiplos de dois, cinco ou dez**

   Por exemplo, se você estiver adicionando os números 35 e 40, comece com o maior número, 40, e conte de dez em dez ou de cinco em cinco até chegar na soma.

   40, 50, 60, 70, 75

   $10 + 10 + 10 + 5 = 35, \quad 40 + 35 = 75$

3. **Adicione os números até fechar dez**

   Por exemplo, 8 e 2 totalizam 10. Some esses números primeiro e conte mais 4 em seguida para obter a soma de 14.

   ```
     8
     4
    +2
    14
   ```

4. **Quebre grandes números em dezenas e unidades**

   Por exemplo,

   ```
    13
   +02
   ```

   Primeiro, quebre o número 13 em 10 e 3.

   Em seguida, adicione 3 e 2, totalizando 5.

   Agora adicione o 10.

   Logo, a soma de 13 e 2 é 15.

Agora é a sua vez!

Resolva as seguintes equações de adição. Alinhe todas as equações em colunas. Mostre suas contas ao lado de cada problema.

1. $450 + 82 =$
2. $960 + 489 =$
3. $123 + 1556 =$
4. $565 + 214 =$
5. $43 + 678 + 89 =$
6. $1433 + 9829 =$
7. $56 + 811 + 9 =$
8. $333 + 12 + 45 + 87 =$
9. $165 + 76 + 123 + 40 =$
10. $862 + 113 + 67 =$

❯❯ Fundamentos da subtração

A **subtração** é a operação matemática que representa a remoção de um objeto ou um número a partir de uma quantidade maior. A subtração é representada em uma equação matemática com um sinal de menos (−). **Diferença** é um termo matemático que descreve a resposta a uma equação de subtração. A subtração é basicamente o contrário da adição. É como fazer uma adição de trás para frente. A melhor forma de pensar sobre a subtração é imaginar que você está "removendo algo", fazendo seu total **diminuir**. Diminuir um total é remover um ou mais números ou objetos de uma quantia maior de números ou objetos. Por exemplo, uma distribuidora de veículos médicos possui três ambulâncias à venda; sua empresa compra duas. Isso significa que ela só possui mais um veículo. Três ambulâncias menos duas ambulâncias é igual a uma ambulância sobrando: $3 - 2 = \mathbf{1}$

Assim como acontece com a adição, usamos a subtração diariamente sem nem percebermos que estamos fazendo contas.

Pense em algum exemplo de suas atividades diárias em que você usou a subtração.

❯❯ Subtração de números inteiros

Quando estiver subtraindo números inteiros, lembre-se de sempre subtrair o número **menor** do número **maior**. Por exemplo: $8 - 2 = 6$. Nesse problema, o oito é o número maior, logo ele vem primeiro, para que removamos o dois (o número menor) e para que o resultado, o que sobrou, seja seis.

Assim como na adição, quando estiver subtraindo números maiores, certifique-se de alinhar os números em colunas. Sempre comece com a coluna à *direita* e continue à *esquerda*. Subtraia cada coluna separadamente.

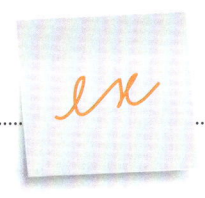

EXEMPLO

$75 - 23 =$

PASSO 1 Organize a equação, colocando o maior número acima.

$$\begin{array}{r} 75 \\ -\,23 \end{array} \leftarrow \text{(número maior acima)}$$

PASSO 2 Subtraia o número de baixo do número de cima na coluna mais à direita. Lembre-se de subtrair cada coluna separadamente.

$$\begin{array}{r} 75 \\ -\,23 \\ \hline 2 \end{array}$$

$5 - 3 = 2$

PASSO 3 Subtraia o número de baixo do número de cima, seguindo à esquerda, coluna a coluna.

$$\begin{array}{r} 75 \\ -\,23 \\ \hline 52 \end{array}$$

$7 - 2 = 5$

>> Agora é a sua vez!

Resolva as seguintes equações de subtração.

1. 84
   −41

2. 66
   −13

3. 56
   −22

4. 92
   −81

5. 49
   −17

Agora que compreendemos a parte mais fácil, vamos lidar com algo um pouquinho mais difícil. Como fazer se você tem um problema assim?

123
−097

Nessa equação, o número maior está em cima, mas se você tentar subtrair a coluna mais à direita, o 3 é **menor** do que o 7. É aqui que usamos o **método de empréstimo ou reagrupamento**. Basicamente, você terá que retirar a quantia necessária do próximo número.

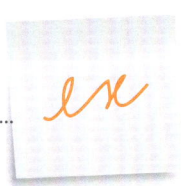

EXEMPLO

PASSO 1 Primeiro, lembre-se dos **valores das casas**. Nesta equação, o 3 está na casa das **unidades**, o 2 está na casa das **dezenas** e o 1 está na casa das **centenas**.

123

1 = 100   (O 1 na casa das centenas).

2 = 20   (O 2 na casa das dezenas).

3 = 3   (O 3 na casa das unidades).

PASSO 2 Já que o 2 tem **valor** de 20, nós vamos **emprestar** 10 dele e adicioná-lo ao 3.

Emprestando 10 de 20 e adicionando-o ao 3:

```
    1
  123
 −097
```

```
  123
 −097
   3 + 10 = 13
```

(continua)

PASSO 3 Agora nossa primeira coluna diz: 13 − 7 =

```
  1̶1̶  ← 13
 123
−097
    6
```

PASSO 4 Agora, vamos olhar para as próximas colunas; lembre-se de que nós **emprestamos dez do vinte**, então agora nossas próximas colunas vão, na verdade, dizer: 11 − 9 = 2

```
 11 → 1̶1̶
    123
   −097
     26
```

PASSO 5 Já que onze é **maior** que nove, não precisamos emprestar nada; simplesmente realizamos a subtração.

```
 11
−09
  2
```

E assim resolvemos a equação:

```
 123
−097
  26
```

>> Conferindo seu cálculo

O cálculo com empréstimo pode ser difícil, mas há uma forma fácil de verificar se a resposta da subtração está correta.

Vamos usar nossa equação de subtração do exemplo acima.

```
 123
−097
  26
```

Para conferir sua resposta, simplesmente adicione a resposta da equação de subtração (26) ao número de baixo (menor) da equação (97). Se você realizou a subtração corretamente, a resposta será seu número de cima (maior).

Vamos conferir nosso cálculo: 26 + 97 =

```
  1
  97
 +26
 123
```

Vamos tentar mais uma vez, para garantir que tenhamos dominado essa técnica.

EXEMPLO

764 − 137 =

Organizando a equação:

$$\begin{array}{r} 764 \\ -137 \\ \hline \end{array}$$

PASSO 1 Primeiro, lembre-se dos **valores das casas**. Nessa equação, o 4 está na casa das **unidades**, o 6 está na casa das **dezenas** e o 7 está na casa da **centenas**.

764

7 = 700   (O 7 na casa das centenas).

3 = 30   (O 3 na casa das dezenas).

4 = 4   (O 4 na casa das unidades).

PASSO 2 Já que o 6 tem **valor** de 70, nós vamos **emprestar** 10 dele e adicioná-lo ao 4. Emprestando 10 de 60 e adicionando-o ao 4:

$$\begin{array}{r} {}^{5}\\ 76\!\!\!/4 \\ -137 \\ \hline \end{array}$$

60 − 10 = 50

$$\begin{array}{r} {}^{5\,1}\\ 76\!\!\!/4 \\ -137 \\ \hline \end{array}$$

4 + 10 = 14

PASSO 3 Agora nossa primeira coluna diz: 14 − 7 =

$$\begin{array}{r} {}^{5\,1} \leftarrow 14\\ 764 \\ -137 \\ \hline 7 \end{array}$$

PASSO 4 Agora, vamos olhar para as próximas colunas; lembre-se de que nós **emprestamos 10 do 70**, então agora nossas próximas colunas vão, na verdade, dizer: 5 − 3 = 2

$$5 \searrow \begin{array}{r} {}^{5}\\ 764 \\ -137 \\ \hline 27 \end{array}$$

PASSO 5 Já que 5 é **maior** que 3, não precisamos emprestar nada; simplesmente realizamos a subtração.

$$\begin{array}{r} 5 \\ -3 \\ \hline 2 \end{array}$$

(continua)

Na nossa última coluna, um é **menor** do que 7, então nós podemos simplesmente subtrair.

$$\begin{array}{r} 5_1 \\ 7\!\!\!/64 \\ -137 \\ \hline 627 \end{array}$$

Nós resolvemos a equação: 764 − 137 = 627.

Vamos conferir nosso cálculo: 627 + 137 = 764

$$\begin{array}{r} 1 \\ 627 \\ +137 \\ \hline 764 \end{array}$$

DICA

Lembre-se dos **valores das casas**.

Ao emprestar, escreva o novo número **acima** para poder se lembrar dele.

O número **maior** sempre fica em cima.

›› Agora é a sua vez!

1. Resolva as seguintes equações de subtração; confira seu cálculo usando adição.

   a. 547
      −269

   b. 898
      −499

   c. 765
      −88

   d. 1857
      −949

   e. 375
      −368

Lembre-se de conferir suas equações e, quando possível, **use uma calculadora ao fazer contas em um contexto médico**.

2. Resolva as seguintes equações de subtração. Alinhe cada equação em colunas. Mostre seu cálculo ao lado de cada problema.
   a. 67 − 56 =
   b. 961 − 288 =
   c. 657 − 259 =
   d. 69 − 23 =
   e. 4152 − 653 =
   f. 148 − 52 =
   g. 784 − 365 =
   h. 6212 − 1989 =
   i. 3571 − 755 =
   j. 5840 − 2237 =

Fundamentos da multiplicação

A **multiplicação** é a operação matemática que repete o valor de um número múltiplas vezes. A multiplicação é representada em uma equação matemática com um sinal de multiplicação (×). **Produto** é um termo matemático que descreve a resposta de uma equação de multiplicação.

Para multiplicar com facilidade, lembre-se de que o que estamos fazendo é repetir os valores de números múltiplas vezes. Isso pode ser tão básico quanto repetir o valor de 1 três vezes. Com a multiplicação, também usamos a adição. Essas duas funções matemáticas básicas trabalham juntas como um par, especialmente quando multiplicamos números de vários dígitos. Aumentar é o ato de adicionar um ou mais números a outro número. Logo, outra forma de ver a multiplicação é basicamente como uma contagem em múltiplos que aumenta o valor da soma a cada vez que se conta, por exemplo, contando em múltiplos de dois ou de cinco.

Por exemplo:

Repetindo o valor de 1 três vezes.

Usando multiplicação, a equação é escrita: $1 \times 3 = 3$.

Usando adição, a equação é escrita: $1 + 1 + 1 = 3$.

Contando em múltiplos de 1 três vezes é: 1, 2, 3.

Tabuadas de multiplicação

Tabuadas de multiplicação são uma ótima ferramenta para a multiplicação dos números de 1 a 9. Quanto mais as usamos, mais fácil fica lembrar rapidamente quais números multiplicados por quais números são iguais a determinados valores. A Tabela 2.2 é uma tabuada de multiplicação básica para os números de 1 a 9. Ao ler a tabuada de multiplicação, você escolhe um número nas linhas e um número nas colunas e procura sua intersecção. Na Tabela 2.2, os números foram realçados para resolver o seguinte problema de multiplicação: multiplique 3 por 6. A resposta (produto) está dentro do círculo vermelho, e é 18. Então, usando a tabuada de multiplicação, sabemos que 3 × 6 = 18. **Essa tabela deve ser estudada e memorizada.**

Tabela 2.2 » **Tabuada de multiplicação**

×	1	2	3	4	5	6	7	8	9
1	1	2	3	4	5	6	7	8	9
2	2	4	6	8	10	12	14	16	18
3	3	6	9	12	15	18	21	24	27
4	4	8	12	16	20	24	28	32	36
5	5	10	15	20	25	30	35	40	45
6	6	12	18	24	30	36	42	48	54
7	7	14	21	28	35	42	49	56	63
8	8	16	24	32	40	48	56	64	72
9	9	18	27	36	45	54	63	72	81

» Agora é a sua vez!

Usando a Tabela 2.2, crie tabuadas de multiplicação individuais para os números de 1 a 9.

	×1		×2		×3
1		1		1	
2		2		2	
3		3		3	
4		4		4	
5		5		5	
6		6		6	
7		7		7	
8		8		8	
9		9		9	

	×4		×5		×6
1		1		1	
2		2		2	
3		3		3	
4		4		4	
5		5		5	
6		6		6	
7		7		7	
8		8		8	
9		9		9	

	×7		×8		×9
1		1		1	
2		2		2	
3		3		3	
4		4		4	
5		5		5	
6		6		6	
7		7		7	
8		8		8	
9		9		9	

>> Multiplicação de números inteiros

Ao multiplicar números inteiros, precisamos lembrar de que estamos apenas repetindo os valores de números múltiplas vezes, e de que a multiplicação e a adição trabalham juntas. Trabalhando com os números de 1 a 9, vamos rever a multiplicação básica usando um, dois e três dígitos. Mas, primeiramente, vamos praticar as diversas formas de repetir o valor dos números, como discutido anteriormente ao tratarmos dos fundamentos da multiplicação.

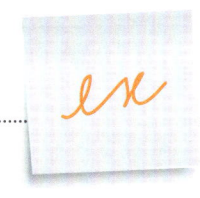

EXEMPLO

Quanto é 3 vezes 6?

Isso nada mais é do que dizer que estamos repetindo o valor de 6 três vezes.

Usando multiplicação, isso se escreve $3 \times 6 = 18$

Usando adição, isso se escreve $6 + 6 + 6 = 18$

Contando em múltiplos de 6 três vezes é: 6, 12, 18.

$3 \times 6 = 18$

é o mesmo que

$6 + 6 + 6 = 18$

Isso é o mesmo que contar em múltiplos de 6 três vezes: 6, 12, 18.

» Agora é a sua vez!

Repita o valor dos números de 1 a 9 escrevendo equações de multiplicação e adição e contando em múltiplos do número pelo número de vezes exigido.

1. Repita o valor de 1 quatro vezes.
   Multiplicação:
   Adição:
   Contagem:

2. Repita o valor de 2 três vezes.
   Multiplicação:
   Adição:
   Contagem:

3. Repita o valor de 3 cinco vezes.
   Multiplicação:
   Adição:
   Contagem:

4. Repita o valor de 4 duas vezes.
   Multiplicação:
   Adição:
   Contagem:

5. Repita o valor de 5 sete vezes.
   Multiplicação:
   Adição:
   Contagem:

6. Repita o valor de 6 seis vezes.
   Multiplicação:
   Adição:
   Contagem:

7. Repita o valor de 7 três vezes.

    Multiplicação:

    Adição:

    Contagem:

8. Repita o valor de 8 cinco vezes.

    Multiplicação:

    Adição:

    Contagem:

9. Repita o valor de 9 quatro vezes.

    Multiplicação:

    Adição:

    Contagem:

Lembre-se, os problemas de multiplicação podem ser resolvidos de diversas maneiras. Trabalhar com o formato mais proveitoso é a chave para o sucesso na resolução de equações de multiplicação. Nós vamos analisar duas formas diferentes de resolver equações de multiplicação. Uma vez que você determinar qual formato lhe é mais proveitoso, continue usando-o. Ao multiplicar números maiores que 9, você precisa multiplicar cada dígito separadamente. Assim como na adição, os resultados devem ser alinhados corretamente em colunas. Após isso, basta adicionar as respostas de cada coluna.

Vamos preparar equações correspondentes a três problemas de multiplicação usando um, dois ou três dígitos para expressar valores de unidades, dezenas e centenas.

DICA

Lembre-se da tabela de valores das casas apresentadas na **seção sobre adição** deste capítulo.

Milhão	Centena de milhar	Dezena de milhar	Milhar	Centena	Dezena	Unidade
1.000.000	100.000	10.000	1000	100	10	1

DICA

Lembre-se de usar o zero à esquerda ao somar vários números, para que as colunas das casas se alinhem.

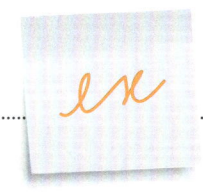

EXEMPLO

Vamos verificar o valor de casa para cada dígito do número 453.

1. Multiplicando 1 por 3 (onde 3 será o valor da unidade).
2. Multiplicando 10 por 5 (onde 5 será o valor da dezena).
3. Multiplicando 100 por 4 (onde 4 será o valor da centena).

   a. Multiplicando 1 por 3: $1 \times 3 = 3$

$$\begin{array}{r} 1 \\ \times 3 \\ \hline 3 \end{array}$$

   b. Multiplicando 10 por 5: $10 \times 5 = 50$

$$\begin{array}{r} 10 \\ \times 05 \\ \hline 50 \end{array}$$ ⟵ (use zeros à esquerda para que os valores de casa das colunas se alinhem)

   c. Multiplicando 100 por 4: $100 \times 4 = 400$

$$\begin{array}{r} 100 \\ \times 004 \\ \hline 400 \end{array}$$ ⟵ (use zeros à esquerda para que os valores de casa das colunas se alinhem)

Agora, vamos juntar tudo:

Indo do maior valor para o menor valor, adicionamos:

$400 + 50 = 450$ e $450 + 3 = 453$

$$\begin{array}{r} 400 \\ 050 \\ +003 \\ \hline 453 \end{array}$$ (use zeros à esquerda para que os valores de casa das colunas se alinhem)

Indo do menor valor para o maior valor, obtemos:

$3 + 50 = 53$ e $53 + 400 = 453$

$$\begin{array}{r} 003 \\ 050 \\ +400 \\ \hline 453 \end{array}$$ (use zeros à esquerda para que os valores de casa das colunas se alinhem)

Agora, vamos tentar multiplicar trezentos e vinte e um por dois.

   d. Multiplicando 321 por 2.

PASSO 1 Elabore a equação.

$$\begin{array}{r} 321 \\ \times 002 \end{array}$$ ⟵ (use zeros à esquerda para que os valores de casa das colunas se alinhem)

PASSO 2 Aqui, comece com a casa das unidades (menor valor).

$1 \times 2 = 2$

```
   321
  ×002      ← (use zeros à esquerda para que os valores de casa das colunas se alinhem)
     2
```

PASSO 3 Após isso, multiplique a casa das dezenas

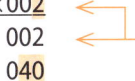

```
   321
  ×002      ← (use zeros à esquerda para que os valores de casa das colunas se alinhem)
   002
   040
```

PASSO 4 Finalmente, trabalhe com a casa das centenas (maior valor)

```
   353
  ×002      ← (use zeros à esquerda para que os valores de casa das colunas se alinhem)
   002
   040
   600
```

PASSO 5 Agora, **adicione** os três resultados:

Indo do maior valor para o menor valor, adicionamos:

$600 + 40 = 640$ e $640 + 2 = 642$ ou

```
   600
   040
  +002      ← (use zeros à esquerda para que os valores de casa das colunas se alinhem)
   642
```

Indo do menor valor para o maior valor, obtemos:

$2 + 40 = 42$ e $42 + 600 = 642$ ou

```
   002
   040
  +600      ← (use zeros à esquerda para que os valores de casa das colunas se alinhem)
   642
```

Agora, vamos tentar uma multiplicação onde um valor "vai" para a próxima casa. Ao multiplicar, assim como ao adicionar, existem momentos em que o produto dos valores das casas será maior do que o máximo valor para aquela casa. Quando a soma de dois ou mais números totaliza mais de 9, é necessário que uma parte do valor "vá" para a próxima casa para que obtenhamos o produto correto.

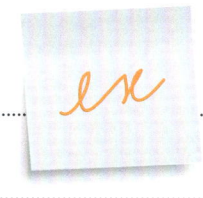

EXEMPLO

Multiplique 453 por 4.

PASSO 1 Elabore a equação.

```
  453
×004
```

PASSO 2 Comece com a casa das unidades, 4 × 3 = 12, e "vai 1" para a casa das dezenas.

```
  21
  453
×004
  002
```

PASSO 3 Em seguida, na casa das dezenas, 4 × 5 = 20 + 1 = 21, e "vai 2" para a casa das centenas.

```
  21
  453
×004
  002
  010
```

PASSO 4 Em seguida, na casa das centenas, 4 × 4 = 16 + 2 = 18.

```
   21
   453
 × 004
   002
   010
+1800
```

PASSO 5 Agora, some para resolver nossa equação.

```
   21
   453
 × 004
   002
   010
+1800
  1812
```

Ou você pode fazer cada multiplicação separadamente e então simplesmente adicionar:

453 × 4 =

4 × 3 = 12

4 × 50 = 200

4 × 400 = 1600

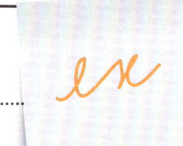

Agora, adicione e encontre o produto

$1600 + 200 = 1800$ e $1800 + 12 = 1812$

ou

```
 1600
 0200
+0012
 1812
```

Agora é a sua vez!

Resolva os seguintes problemas de multiplicação.

1. $2 \times 5 =$
2. $7 \times 9 =$
3. $10 \times 4 =$
4. $15 \times 5 =$
5. $12 \times 7 =$
6. $25 \times 10 =$
7. $100 \times 50 =$
8. $47 \times 20 =$
9. $250 \times 3 =$
10. $60 \times 3 =$

DICA

Agora que você já refrescou sua memória sobre como multiplicar, lembre-se dos atalhos que apresentamos: conte em múltiplos de um número, trabalhando com cada casa decimal separadamente e em seguida adicionando os números.

Um aspecto interessante sobre os múltiplos de 9 é que, ao contar em múltiplos de 9, cada valor aumenta em um na casa das dezenas e diminui em um na casa das unidades, sendo que, ao adicionar o dígito das unidades e o das dezenas, o resultado é sempre 9.

Múltiplos de 9	09	18	27	36	45	54	63	72	81	90
Dezenas	0	1	2	3	4	5	6	7	8	9
Unidades	9	8	7	6	5	4	3	2	1	0
Dígitos	$0+9=9$	$1+8=9$	$2+7=9$	$3+6=9$	$4+5=9$	$5+4=9$	$6+3=9$	$7+2=9$	$8+1=9$	$9+0=9$

≫ Fundamentos da divisão

A **divisão** é uma operação matemática que separa o valor inteiro de um número em partes menores. Em equações matemáticas, a divisão é representada como "÷" ou "/" e é o oposto da multiplicação. Um exemplo seria cortar 1 torta em 8 pedaços. Ao trabalhar com problemas de divisão, a resposta é chamada de **quociente**. O quociente é o termo matemático que descreve a resposta a uma equação de divisão.

Divisão de números inteiros

Ao lidar com números inteiros, a divisão consiste em dividir um número em grupos de números menores. Basicamente, a operação consiste em descobrir quantos múltiplos de um número cabem no outro número. Assim como a subtração é o oposto da adição, a divisão é o oposto da multiplicação. Se você já domina a tabuada da multiplicação, saberá dividir com facilidade. Digamos que uma empresa farmacêutica traga 20 canetas ao seu consultório e que você tenha 10 funcionários. Você quer dividir as canetas igualitariamente entre os funcionários. Quantas canetas cada funcionário receberá?

EXEMPLO

Divida 20 canetas por 10 funcionários.

$20 \div 10 = 2$. Ao dividir 20 por 10, estamos basicamente pegando 20 itens e separando-os em grupos de 10.

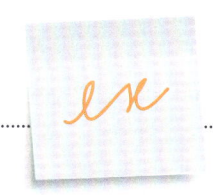

Você também pode realizar divisão usando o método da subtração. Ou seja, subtraindo múltiplas vezes o número divisor do número que você está dividindo até que não possa mais subtrair os divisores.

EXEMPLO

$20 \div 10 =$

$20 - 10 = 10$, $10 - 10 = 0$
↑   ↑
1   2

Aqui, subtraímos 10 de 20 duas vezes para chegar a zero. $20 \div 10 = 2$

Ao lidar com divisão, seu quociente nem sempre será um número redondo. Quando isso acontecer, precisamos representar nossa resposta usando um resto, que escrevemos como "(resto)", incluindo o valor do resto dentro do parênteses.

EXEMPLO

$25 \div 10 = 2$ (resto 5)

Vamos trabalhar nisso usando o método da subtração.

$25 - 10 = 15$ e $15 - 10 = 5$
         ↑   ↑   Resto de 5
         1   **2**

Aqui, conseguimos subtrair 10 de 25 duas vezes, e obtivemos o resto 5.

» Verificando suas operações

Ao fazer divisão, você pode verificar suas operações facilmente usando a multiplicação.

No exemplo das canetas, sabemos que $20 \div 10 = 2$.

Para verificar suas operações, você pode multiplicar seu quociente **2** pelo número pelo qual você dividiu seu número inteiro, ou seja, por **10**:

$20 \div 10 = 2$ é equivalente a $2 \times 10 = 20$.

Agora vamos aprender como verificar suas operações quando você tem quocientes com restos.

Vamos rever nosso exemplo $25 \div 10 = 2$ (resto 5) usando o método da subtração e verificar nossas operações usando multiplicação e adição.

EXEMPLO

$25 \div 10 = 2$ (resto 5)

$25 - 10 = 15$ e $15 - 10 = 5$
         ↑   ↑   Resto de 5
         1   **2**

Aqui, conseguimos subtrair 10 de 25 duas vezes e obtivemos um resto de 5.

Logo, *podemos multiplicar* 10×2, que é igual a 20, *e então adicionar o resto* 5.

Vamos verificar nossas operações:

$10 \times 2 = 20$ e $20 +$ resto $5 = 25$.

Nossas operações foram verificadas, logo o quociente de 2 (resto 5) para o problema de divisão $25 \div 10$ está correto.

Agora é a sua vez!

Resolva as seguintes equações de divisão; escreva também as equações de multiplicação e adição usadas para verificar suas operações.

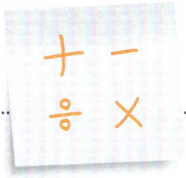

1. 75 ÷ 15 =
2. 842 ÷ 4 =
3. 37 ÷ 3 =
4. 250 ÷ 50 =
5. 56 ÷ 8 =
6. 749 ÷ 100 =
7. 144 ÷ 12 =
8. 480 ÷ 30 =
9. 81 ÷ 9 =
10. 17 ÷ 4 =

VAMOS CALCULAR

Usando todas as dicas e atalhos aprendidos neste capítulo, resolva as seguintes equações e cronometre seu tempo. Veja se consegue resolver todas em sua cabeça, corretamente, em menos de 60 segundos. Em seguida, resolva-as novamente no papel e não se esqueça de verificar suas operações.

1. 8 + 4 + 2 =
2. 13 + 2 =
3. 75 − 40 =
4. 453 × 2 =
5. 15 × 5 =
6. 73 ÷ 9 =

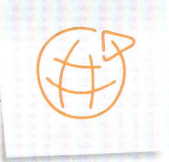

Agora vamos usar nossas novas habilidades para nos divertir!

APLICAÇÃO

Situação 1

O consultório médico em que você trabalha acaba de se mudar para uma localização maior e está realizando uma festinha para comemorar a mudança. Todos os pacientes e seus familiares foram convidados. Por causa disso, você realmente precisa aumentar as quantidades da receita de bolo de amora que se voluntariou para preparar.

Bolo de amora (serve 15 pessoas)

Essa receita serve 15 pessoas, então você precisa multiplicar as quantidades para servir aproximadamente 45 pessoas. Quantas vezes você precisará multiplicar a receita original para fazer uma quantidade suficiente de bolo? Vamos dividir o número total de pessoas pelo número de pessoas servidas por um bolo para encontrar a resposta. 45 ÷ 15 = 3.

Multiplique os seguintes ingredientes para obter uma receita para 45 pessoas.

Ingredientes

3 xícaras de farinha de trigo

1 ½ xícara de açúcar

1 ovo

1 xícara de gordura vegetal

1 colher de chá de sal

1 pitada de canela

3 colheres de chá de amido de milho

1 colher de chá de fermento químico em pó

4 xícaras de amoras

Em seu trabalho como profissional da área de saúde, você não usará receitas culinárias, mas utilizará esses mesmos tipos de equações em várias situações.

Situação 2

Hoje é aniversário do gerente de sua clínica, e vocês pediram almoço para comemorar a ocasião. A conta do almoço veio no valor de R$48,00. Há 4 funcionários dividindo igualmente os custos da conta.

Quanto cada funcionário deve pagar?

A área da saúde e os números

Em seu trabalho como profissional da saúde, o uso de adição, subtração, multiplicação e divisão é essencial para garantir um tratamento de qualidade ao paciente.

O posicionamento dos números é uma das peças fundamentais para todas as equações matemáticas.

A aprendizagem dos conceitos principais da adição, subtração, multiplicação e divisão logo no começo do processo facilitará o seu trabalho futuro. Essas operações são os pilares da matemática.

A tabuada da multiplicação é essencial – enfatizamos sumariamente a necessidade de memorizar a tabuada. A memorização da tabuada tornará a matemática mais fácil e muito mais prazerosa.

JUNTANDO TUDO

» Todos os números possuem valores de casa numérica.

» Os valores de casas aumentam da direita para a esquerda.

» Alinhe números inteiros em colunas para ajudá-lo na resolução de equações.

» Use zeros à esquerda nas operações.

» Sempre resolva equações em colunas começando pela coluna mais à direita e movendo-se em direção à esquerda.

(continua)

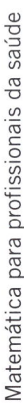

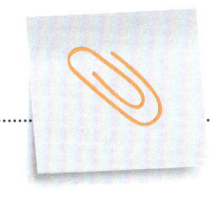

JUNTANDO TUDO *(continuação)*

- » Sempre subtraia números menores de números maiores.
- » A subtração é o oposto da adição.
- » Use a adição para conferir sua equação de subtração.
- » A multiplicação é a repetição de valores de números múltiplas vezes.
- » A tabuada de multiplicação é uma ferramenta para a resolução de equações básicas com os números de 1 a 9.
- » A multiplicação e a adição são empregadas juntas.
- » A divisão é o oposto da multiplicação.
- » A divisão consiste em dividir um número em grupos de números menores.
- » Use a multiplicação para conferir o quociente.
- » Quocientes nem sempre são redondos, havendo às vezes um "resto" da divisão.

» Atividades

1. Responda verdadeiro ou falso para as seguintes afirmações:

   a. Alinhar os números em colunas não é importante na adição ou na subtração de números inteiros. ....

   b. O "produto" de uma equação se refere à resposta de um problema matemático de divisão. ....

   c. A multiplicação de números inteiros é o ato de repetir os valores dos números múltiplas vezes. ....

   d. A multiplicação e a adição são empregadas juntas. ....

   e. Zeros à esquerda podem ser usados nas operações. ....

   f. "Empréstimo" ou "reagrupamento" são termos usados na multiplicação de números inteiros. ....

   g. Os números possuem valores de casa numérica. ....

   h. Sempre nos movemos da esquerda para a direita ao resolver equações. ....

   i. O número maior fica sempre embaixo em uma equação de subtração. ....

   j. A multiplicação é usada para conferir um quociente. ....

2. Resolva as seguintes equações. Alinhe-as em colunas e apresente suas contas. Confira suas respostas usando uma calculadora.

   a. 88 + 65 =
   b. 943 − 637 =
   c. 29 × 47 =
   d. 7 × 20 =
   e. 233 ÷ 6 =
   f. 790 × 16 =
   g. 253 − 53 =
   h. 533 − 186 =
   i. 169 + 443 =
   j. 562 × 13 =
   k. 2345 + 123 =
   l. 84 × 21 =
   m. 569 − 279 =
   n. 652 − 231 =
   o. 712 + 745 =
   p. 200 × 76 =
   q. 214 + 89 =
   r. 1111 × 85 =
   s. 432 − 254 =
   t. 96 × 417 =

3. Resolva as seguintes equações. Use a multiplicação para conferir sua resposta. Apresente suas contas para cada problema.

   a. 843 ÷ 82 =
   b. 984 ÷ 60 =
   c. 854 ÷ 2 =
   d. 199 ÷ 10 =
   e. 655 ÷ 5 =
   f. 754 ÷ 65 =
   g. 240 ÷ 12 =
   h. 989 ÷ 7 =

4. Usando as habilidades que você aprendeu no Capítulo 1, resolva as seguintes equações. Escreva suas respostas em números romanos.

   a. XXIV + LVI =
   b. CM − XLV =
   c. XL × XIX =

5. Resolva o problema a seguir

Pedem-lhe que realize um inventário do almoxarifado médico. Sua supervisora lhe entrega uma lista com a quantidade mínima de cada item que deve estar diponível a qualquer momento. Você deve informá-la sobre quais itens estão em quantidade abaixo da esperada e qual é essa quantidade que está faltando. Você começa pelo inventário das luvas. O número mínimo de caixas com luvas pequenas deve ser 6, com luvas médias deve ser 8 e com luvas grandes deve ser 10. No almoxarifado, você conta 6 caixas de luvas grandes, 5 caixas de luvas pequenas e 9 caixas de luvas médias.

   a. O número de caixas com luvas grandes é menor do que o mínimo exigido? ....
      Se sim, quantas caixas faltam? ....
   b. O número de caixas com luvas médias é menor do que o mínimo exigido? ....
      Se sim, quantas caixas faltam? ....
   c. O número de caixas com luvas pequenas é menor do que o mínimo exigido? ....
      Se sim, quantas caixas faltam? ....
      Qual é o total de caixas com luvas que estão faltando no almoxarifado? ....

capítulo 3

Frações e números mistos

Uma fração é, basicamente, um número inteiro dividido em partes iguais. A forma mais simples de imaginar frações é pensando em uma pizza. Se você cortar a pizza em oito pedaços iguais, cada pedaço será uma fração da quantia total. Se comermos um pedaço da pizza, teremos comido um oitavo, ou $\frac{1}{8}$, da pizza. Como profissional da área da saúde, é importante para você compreender e realizar cálculos com diferentes tipos de fração. Lembre-se de resolver problemas de matemática em situações médicas com uma calculadora sempre que possível, para evitar erros.

Objetivos de aprendizagem

- Reconhecer e identificar as partes de uma fração.
- Reconhecer e identificar frações próprias.
- Reconhecer e identificar frações impróprias.
- Reconhecer e identificar números mistos.
- Converter frações impróprias em números mistos.
- Converter números mistos em frações impróprias.
- Reduzir frações próprias à forma irredutível.

PARA COMEÇAR

» **Denominador**   Termo matemático usado para identificar e descrever o número de baixo de uma fração. É o número de partes divididas, conforme representado em uma fração.

» **Forma irredutível**   Resultado da redução de uma fração aos seus menores termos possíveis.

» **Fração imprópria**   Termo matemático usado para identificar e descrever uma fração que possui um número maior como numerador (número de cima) e um número menor como denominador (número de baixo).

» **Fração própria**   Termo matemático usado para identificar e descrever uma fração que possui um número menor como numerador (número de cima) e um número maior como denominador (número de baixo). Geralmente está na forma irredutível.

» **Fração**   Qualquer quantidade de partes de um número inteiro ou objeto.

» **Numerador**   Termo matemático que identifica e descreve o número de cima de uma fração. É o número de partes que se tem, conforme representado em uma fração.

» **Números mistos**   Expressão matemática que inclui um número inteiro e uma fração, geralmente convertida de uma fração imprópria.

»Frações

Uma fração é qualquer quantidade de partes de um número inteiro ou de um objeto. Frações possuem dois valores, um numerador e um denominador, que são separados pela barra da fração.

$$\frac{numerador}{denominador}$$

O numerador é sempre o valor apresentado acima do traço da fração, enquanto o denominador é sempre o valor abaixo do traço. O **numerador** representa uma parte ou porção do todo, enquanto o **denominador** representa o número de partes em que o todo foi dividido.

As frações são geralmente expressas da seguinte forma:

$$\frac{numerador}{denominador} \quad \text{ou} \quad numerador/denominador$$

Estes são os três tipos básicos de frações:

Frações próprias

Frações impróprias

Números mistos

Até o final deste capítulo, você se sentirá muito confortável com todas essas três formas e com seu funcionamento.

❯❯ Frações próprias

A caixa abaixo está dividida em oito seções ou partes. Em uma fração, 8 seria o *denominador* (número de baixo) porque é o **total de partes** em que se divide a caixa inteira.

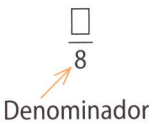

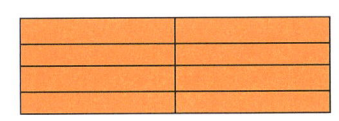

$$\frac{\square}{8}$$

Denominador

Removemos uma das partes da caixa. Agora, temos sete seções de um **total** de oito seções possíveis. O sete seria o *numerador* (número de cima) em uma fração.

Numerador

$$\frac{7}{8}$$

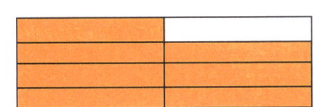

A fração $\frac{7}{8}$ é chamada de *fração própria*. Uma **fração própria** sempre possui um número **menor** como numerador (número de cima) e um número **maior** como denominador (número de baixo).

Vamos ver outro exemplo para fixar o conteúdo.

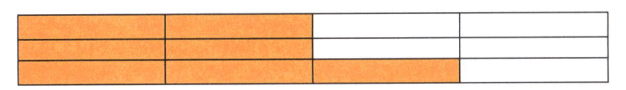

O bloco inteiro possui doze seções, então temos um **total** de doze seções. Logo, nosso denominador será 12.

Sete de nossas seções são azuis, logo esse é o número de partes que *temos*, tornando 7 o numerador.

Então nossa fração própria fica assim: $\frac{7}{12}$.

$$\frac{7 \text{ numerador}}{12 \text{ denominador}}$$

❯❯ Agora é a sua vez!

Expresse as figuras abaixo como frações próprias. Use o número de seções pintadas de azul como o numerador e o número de divisões como o denominador.

1.
2.

3.
4.
5.

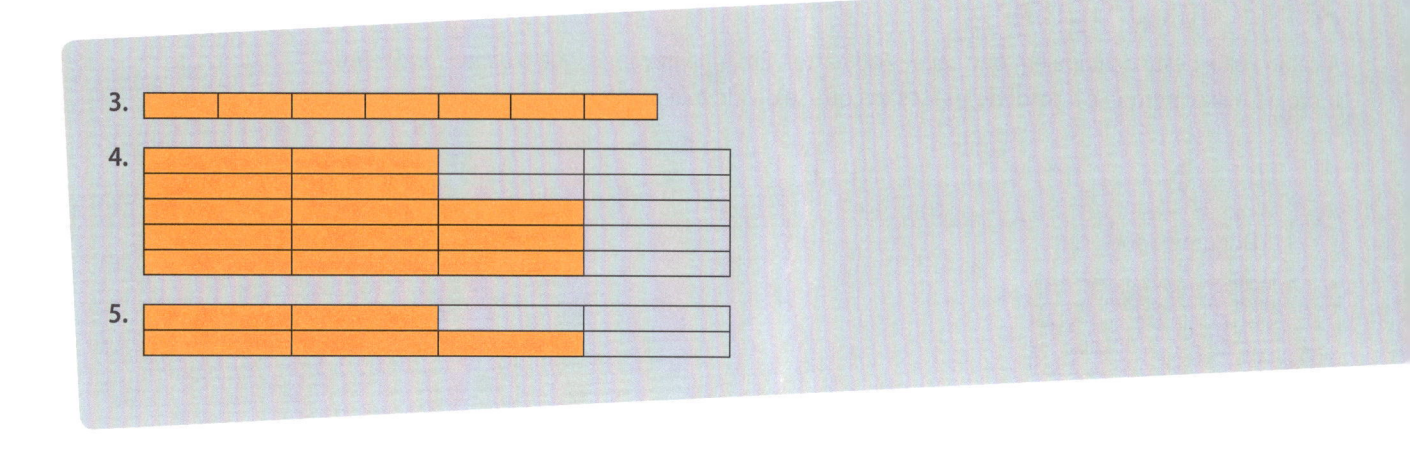

» Frações impróprias

Agora que compreendemos frações próprias, é fácil deduzir o que se quer dizer com uma fração imprópria. Uma **fração imprópria** é expressa com um **número maior ou igual** no numerador e um **número menor ou igual** no denominador. Então uma fração imprópria seria assim:

$$\frac{9\ numerador}{8\ denominador} \quad ou \quad \frac{8\ numerador}{8\ denominador}$$

Não há nada de errado em expressar suas frações dessa forma. Na verdade, ela é geralmente útil durante a adição, a subtração, a multiplicação ou a divisão de frações. Vamos discutir essas operações em mais detalhes no próximo capítulo, mas, por enquanto, precisamos compreender a definição de uma fração imprópria. Vamos usar duas pizzas quadradas para explicar uma fração imprópria.

Cada pizza é dividida em 4 pedaços. Logo, cada pedaço é um quarto, ou $\frac{1}{4}$, de cada pizza inteira. Considerando as duas pizzas, temos um total de 8 quartos, ou $\frac{8}{4}$. Se um pedaço da pizza for comido, você terá sete quartos, ou $\frac{7}{4}$, restantes.

PIZZA 1

$\frac{1}{4}$	$\frac{1}{4}$
$\frac{1}{4}$	$\frac{1}{4}$

PIZZA 2

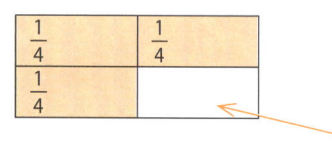

$\frac{1}{4}$	$\frac{1}{4}$
$\frac{1}{4}$	

$\frac{1}{4}$ comido

>> Agora é a sua vez!

Expresse as figuras abaixo como frações impróprias.

1. [figura com dois retângulos divididos em 3 partes de $\frac{1}{3}$ cada]

2. [figura com duas barras divididas em 5 partes de $\frac{1}{5}$ cada]

3. [figura com dois retângulos divididos em 6 partes de $\frac{1}{6}$ cada]

4. [figura com dois retângulos divididos em 8 partes de $\frac{1}{8}$ cada]

5. [figura com duas barras divididas em 2 partes de $\frac{1}{2}$ cada]

>> Números mistos

Um número misto é uma expressão matemática que envolve um número inteiro e uma fração, geralmente convertido a partir de uma fração imprópria.

Basicamente, um número misto é outra forma de expressar uma fração imprópria. Vamos usar as pizzas quadradas novamente para entender.

PIZZA 1

$\frac{1}{4}$	$\frac{1}{4}$
$\frac{1}{4}$	$\frac{1}{4}$

PIZZA 2

$\frac{1}{4}$	$\frac{1}{4}$
$\frac{1}{4}$	

$\frac{1}{4}$ comido

Tomamos nossa fração, $\frac{7}{4}$, e dividimos o numerador pelo denominador.

$7 \div 4 = 1$ *com um resto* 3

Pegue o resto 3 e escreva-o como o numerador de uma fração, usando seu **denominador original 4**. Escreva essa nova fração à direita de seu número inteiro 1.

O número misto resultante fica $1\frac{3}{4}$.

Em outras palavras, ainda restam mais três quartos de pizza. Ambas as expressões são corretas e é muito fácil convertê-las de volta para a forma de fração imprópria. É assim que você pode verificar suas contas. Multiplique o denominador (4) pelo número inteiro (1).

$1\frac{3}{4}$

$4 \times 1 = 4$

Em seguida, adicione seu resto (3) e coloque o total sobre seu **denominador original**.

$4 + 3 = \frac{7}{4}$

Vamos fazer outro exemplo para fixar o conteúdo.

EXEMPLO

$\frac{12}{5}$

PASSO 1 Divida o numerador pelo denominador

$12 \div 5 = 2$ *com um resto* 2

PASSO 2 Escreva o número inteiro

2

PASSO 3 Escreva o resto como o numerador de uma fração, usando o denominador original 5.

$\frac{2}{5}$

Logo, o nosso número misto se torna

$$2\frac{2}{5}$$

Agora multiplicamos para retornar à fração original e verificar nossa conversão acima.

$2\frac{2}{5}$

PASSO 1 Multiplique o denominador pelo número inteiro.

$5 \times 2 = 10$

PASSO 2 Adicione o resto ao produto.

$10 + 2 = 12$

PASSO 3 Escreva a soma como uma fração, usando o denominador original.

$$\frac{12}{5}$$

Bom trabalho!

Agora é a sua vez!

1. Converta as seguintes frações impróprias em números mistos.

   a. $\frac{18}{12}$

   b. $\frac{9}{5}$

   c. $\frac{7}{2}$

   d. $\frac{10}{10}$

   e. $\frac{23}{7}$

2. Converta os seguintes números mistos em frações impróprias.

   a. $5\frac{3}{4}$

   b. $3\frac{7}{12}$

   c. $2\frac{6}{7}$

   d. $1\frac{15}{16}$

   e. $9\frac{1}{3}$

❯❯ Reduzindo frações à forma irredutível

Se o numerador e o denominador de uma fração são ambos divisíveis por um mesmo número diferente de um (1), a fração pode ser reduzida. Reduzir uma fração à **forma irredutível** consiste em reduzir (dividir) uma fração de termos maiores a seus menores valores representáveis por números inteiros. Na matemática, é sempre uma boa ideia reduzir suas frações ao menor denominador possível. O conhecimento da tabuada da multiplicação tornará esse processo muito mais fácil.

Vamos considerar a fração: $\frac{3}{9}$

Por quais números tanto o três quanto o nove podem ser divididos?

Três pode ser dividido por três. $\qquad 3 \div 3 = 1$

Nove pode ser dividido por três. $\qquad 9 \div 3 = 3$

É possível dividir mais do que isso?

Não. O único número pelo qual tanto o 1 quanto o 3 podem ser divididos é 1.

Nossa fração então se torna $\frac{1}{3}$.

Em outras palavras, $\frac{3}{9} = \frac{1}{3}$.

Logo, nossa fração original $\frac{3}{9}$ reduzida à forma irredutível se torna $\frac{1}{3}$.

Vamos tentar outro exemplo.

EXEMPLO

Neste caso, usaremos a fração:

$$\frac{15}{20}$$

Pergunte-se por quais números tanto o 15 quanto o 20 podem ser divididos?

Que tal 2?

Podemos dividir 20 por 2, mas não podemos dividir 15.

$\qquad 20 \div 2 = 10$

$\qquad 15 \div 2 = 7 \text{ (resto 1)}$

Para obtermos um resultado correto, não pode haver resto.

Que tal 3?

Podemos dividir 15 por 3, mas não podemos dividir 20.

$\qquad 15 \div 3 = 5$

$\qquad 20 \div 3 = 6 \text{ (resto 2)}$

É aqui que a multiplicação pode ser útil. Se conhecermos a tabuada da multiplicação, saberemos que $3 \times 5 = 15$ e que $4 \times 5 = 20$.

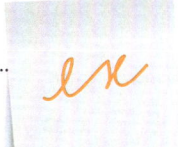

Isso nos indica que tanto 15 quanto 20 podem ser divididos por 5.

Agora podemos reduzir nossa fração!

$15 \div 5 = 3$

$20 \div 5 = 4$

$\dfrac{15}{20} = \dfrac{3}{4}$

Às vezes, podemos reduzir nossa fração e em seguida reduzi-la novamente. Certifique-se de reduzir a fração o máximo possível, para garantir que ela esteja na forma irredutível. Isso é o que se chama de reduzir a fração ao menor denominador, ou à forma irredutível.

EXEMPLO

Nossa fração é $\dfrac{14}{56}$.

Usando nosso conhecimento de multiplicação e divisão, sabemos que tanto 14 quanto 56 são divisíveis por 7.

$14 \div 7 = 2$

$56 \div 7 = 8$

Isso significa que nossa fração reduzida é $\dfrac{2}{8}$.

Podemos dividir ainda mais?

Com certeza! Tanto o 2 quanto o 8 são divisíveis por 2.

$2 \div 2 = 1$

$8 \div 2 = 4$

Logo, nossa fração em forma irredutível é $\dfrac{1}{4}$.

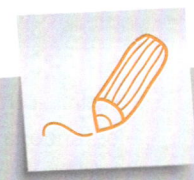

Agora é a sua vez!

1. Reduza as frações à forma irredutível.

   a. $\dfrac{16}{20}$

   b. $\dfrac{18}{27}$

   c. $\dfrac{20}{25}$

   d. $\dfrac{3}{36}$

   e. $\dfrac{33}{88}$

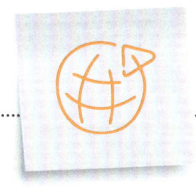

APLICAÇÃO

Situação 1

Sua turma de nutrição está realizando um evento em uma escola local. Para promover uma alimentação saudável, seu grupo decide fazer pizzas de frutas.

Pizza de frutas (cada pizza tem oito pedaços)

1 pacote de massa de biscoitos

40 morangos

40 mirtilos

2 kiwis cortados em 10 pedaços cada

24 framboesas

1 pêssego ou nectarina, cortado em 8 pedaços

240ml de iogurte de baunilha

¼ xícara de mel

Vocês darão duas aulas e cada aluno receberá um pedaço de pizza de frutas.

A turma A tem 28 alunos.

A turma B tem 30 alunos.

1. Quantas pizzas inteiras são necessárias para alimentar a turma A?
2. Quantas pizzas inteiras são necessárias para alimentar as duas turmas?
3. Encontre a fração que representa o total de pizzas comidas pela turma A.
4. Reduza a fração acima à forma irredutível.
5. Dois terços $\left(\frac{2}{3}\right)$ da turma B comeu um pedaço da pizza. Quantos alunos não comeram um pedaço?
6. Com base na receita, quantos morangos há em cada pedaço? Apresente sua resposta como uma fração, usando o número de morangos como o denominador.
7. Reduza essa fração à forma irredutível.

Situação 2

A clínica em que você trabalha está realizando uma competição culinária de arrecadação de fundos. Planeja-se doar os fundos à secretaria de saúde para a realização de um evento de imunização de crianças carentes. O gestor da clínica pede que todas as receitas sejam saudáveis e que pelo menos 7 pessoas preparem pratos para o evento. Cada pessoa deve preparar quantidades suficientes para servir 20 pessoas, e cada participante receberá 100ml (½ cumbuca) de comida. Você vai fazer uma receita de peito de peru com feijão de baixo teor de sódio que rende 10 porções de ½ cumbuca. Houve um total de 9 voluntários para a preparação de pratos. Todos os participantes doarão R$5,00 e votarão em sua receita favorita. Espera-se que o evento tenha de 120 a 150 participantes.

1. Você precisa preparar 20 porções e sua receita prepara 10 porções. Escreva uma fração usando o número de porções de sua receita como numerador e o número total de porções que você deve preparar para a competição como o denominador. Reduza a fração à forma irredutível.
2. Quantas porções serão preparadas ao todo pelas 9 pessoas? Escreva sua resposta como uma fração imprópria usando o total de porções como o numerador e o número de pessoas que vão preparar pratos como denominador. Converta sua resposta em uma fração própria, número misto ou número inteiro.

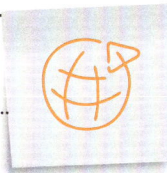

3. Quanto dinheiro será arrecadado se o evento tiver 143 participantes? Escreva sua resposta como uma fração imprópria, convertendo-a em uma fração própria, número misto ou número inteiro.

Peito de peru com feijão de baixo teor de sódio (serve 10 porções de ½ cumbuca). Quanto de cada ingrediente será necessário para preparar 20 porções de ½ cumbuca?

1 ½ kg de carne de peito de peru moída (assada e escorrida) ....

2 latas de molho de tomate de 400ml cada ....

1 lata de tomates picados não temperados de 400ml cada ....

1 lata de feijão vermelho com sódio reduzido (não escorrida) ....

½ xícara de água fria ....

½ colher de chá de açúcar ....

½ colher de páprica húngara ....

1 colher de sopa de pó de cacau não adoçado ....

1 pacote de mistura picante para molho ....

A área da saúde e os números

Técnicos em enfermagem e outros profissionais da saúde usam frações ou porções diariamente. As porções podem aparecer como "uma fração de alguma coisa". Um exemplo seria uma recomendação indicando "administrar ¼ de uma solução de 500ml". A compreensão de frações simplificará seu uso diário da matemática.

JUNTANDO TUDO

» Uma fração representa uma parte igual ou partes de um objeto ou número inteiro.

» O número de cima de uma fração é chamado de numerador e representa a quantidade de partes que se tem.

» O número de baixo de uma fração é chamado de denominador e representa o número de partes em que o numerador foi dividido.

» Existem três tipos de frações:
   1. Fração própria
   2. Fração imprópria
   3. Número misto

» Frações próprias possuem um número menor como numerador e um maior como denominador.

» Frações impróprias possuem um número maior ou igual como numerador e um menor ou igual como denominador.

» Números mistos são outra forma de expressar uma fração imprópria.

(continua)

» Números mistos usam um número inteiro e uma fração, juntos.

» A multiplicação e a divisão são importantes conceitos ao se lidar com frações.

» A maneira mais adequada de expressar uma fração é usar sua forma irredutível.

» Sempre use uma calculadora ao fazer contas em um ambiente médico.

>> Atividades

1. Responda verdadeiro ou falso às seguintes afirmações:
    a. Números mistos são expressos usando um número inteiro e uma fração. ....
    b. O número de partes em que uma fração é dividida se chama numerador. ....
    c. Nunca é necessário usar divisão e multiplicação ao trabalhar com frações. ....
    d. Uma fração própria possui um número maior como numerador e um menor como denominador. ....
    e. A maneira apropriada de expressar uma fração é usando sua forma irredutível. ....
    f. Para converter uma fração à forma irredutível, tanto o numerador quanto o denominador devem ser divisíveis pelo mesmo número diferente de 1. ....

2. Expresse as imagens abaixo como frações próprias. Trate as seções pintadas como o numerador. Se possível, reduza à forma irredutível.
    a.
    b.
    c.
    d.
    e.

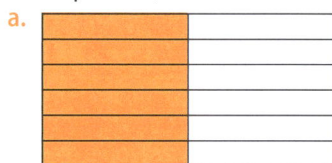

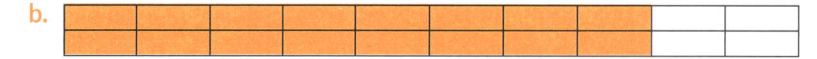

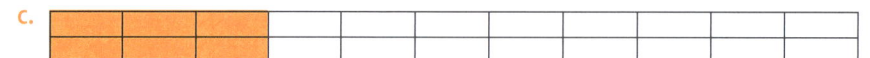

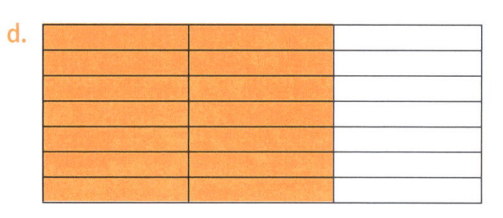

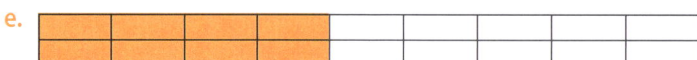

3. Converta as seguintes frações impróprias em números mistos, reduzindo à forma irredutível.

   a. $\dfrac{83}{44}$ ....

   b. $\dfrac{35}{16}$ ....

   c. $\dfrac{67}{20}$ ....

   d. $\dfrac{96}{25}$ ....

   e. $\dfrac{88}{87}$ ....

   f. $\dfrac{144}{13}$ ....

   g. $\dfrac{75}{4}$ ....

   h. $\dfrac{9}{5}$ ....

4. Converta os seguintes números mistos em frações impróprias.

   a. $3\dfrac{2}{12}$ ....

   b. $2\dfrac{2}{5}$ ....

   c. $7\dfrac{6}{8}$ ....

   d. $1\dfrac{12}{13}$ ....

   e. $4\dfrac{5}{9}$ ....

   f. $1\dfrac{2}{12}$ ....

   g. $2\dfrac{4}{19}$ ....

   h. $5\dfrac{2}{3}$ ....

5. Reduza as seguintes frações à forma irredutível.

   a. $\dfrac{12}{36}$ ....

   b. $\dfrac{42}{48}$ ....

   c. $\dfrac{72}{144}$ ....

   d. $\dfrac{30}{36}$ ....

   e. $\dfrac{14}{56}$ ....

   f. $\dfrac{3}{9}$ ....

   g. $\dfrac{9}{27}$ ....

   h. $\dfrac{10}{50}$ ....

6. Resolva o problema a seguir:

   A competição culinária de arrecadação de fundos foi um sucesso e arrecadou R$715,00. O gestor de sua clínica planeja doar o dinheiro à secretaria de saúde para a realização de um evento de imunização para crianças carentes. A secretaria de saúde espera poder tratar 150 crianças com até quatro vacinas cada uma. Outra empresa local doou dinheiro para a compra de vacinas para inocular mais 40 crianças. O custo por imunização é, em média, R$6,50.

   a. Escreva uma fração imprópria que represente o número de imunizações por criança.

   b. Quanto custará vacinar 150 crianças, quatro vezes cada uma? Escreva sua resposta usando uma fração imprópria, convertendo-a em uma fração própria, número misto ou número inteiro.

   c. Quantas imunizações serão fornecidas pelas doações de sua clínica?

   d. Escreva um número misto para a quantidade de crianças que podem receber quatro imunizações com base no dinheiro fornecido por sua clínica. Lembre-se de reduzir à forma irredutível.

capítulo 4

Operações básicas com frações

Agora que você sabe como as frações funcionam, precisa aprender a resolver equações matemáticas básicas usando frações. Existem conceitos específicos usados para a adição, subtração, multiplicação e divisão de frações. É muito importante compreender e lembrar-se de todos os conceitos. Qualquer que seja a área da saúde que você seguir em sua carreira, a compreensão de frações e de como realizar operações básicas corretamente auxiliará no tratamento de seus pacientes. Lembre-se sempre de usar uma calculadora ao fazer cálculos em ambientes médicos e de conferir seus cálculos para certificar-se de que estejam corretos.

Objetivos de aprendizagem

- Calcular a adição de frações e de números mistos.
- Calcular a subtração de frações e de números mistos.
- Calcular a multiplicação de frações e de números mistos.
- Calcular a divisão de frações e de números mistos.

PARA COMEÇAR

» **Denominador comum**   Quantidade que todos os denominadores de um conjunto de frações podem dividir sem resto. Usado na adição e na subtração de frações.

» **Inverter**   Trocar o termo de cima pelo de baixo.

» **Recíproca**   Termo matemático que descreve uma fração invertida.

» **Simplificar**   Termo matemático usado para expressar a ação de reduzir frações à forma irredutível.

» Adicionando e subtraindo frações com denominadores comuns

Ao adicionar e subtrair frações, a coisa mais importante a se lembrar é que você deve apenas **somar ou subtrair os *numeradores***.

Para adicionar ou subtrair frações, o primeiro passo é garantir que os **denominadores de todas as frações sejam iguais**, ou seja, é preciso haver um *denominador comum*.

Vamos trabalhar com algumas frações que têm o mesmo denominador.

$$\frac{4}{5} + \frac{2}{5} = \frac{6}{5}$$

Adicionamos os numeradores e mantemos o denominador comum.

Agora precisamos converter nossa **fração imprópria** em um **número misto**.

$6 \div 5 = 1$ (resta 1)

Logo, nosso número misto é $1\frac{1}{5}$.

EXEMPLO

Situação 1

Adicionando frações com um denominador comum.

PASSO 1   Adicione os numeradores

$$\frac{4}{7} + \frac{2}{7} = \frac{6}{7}$$

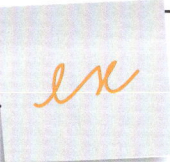

PASSO 2 Converta a fração em um número misto ou em uma fração em forma irredutível. Nesse caso, nossa fração já está na forma irredutível, então não há mais nada a fazer.

$$\frac{6}{7}$$

Situação 2

PASSO 1 Adicione os numeradores.

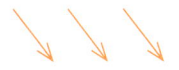

$$\frac{4}{8} + \frac{1}{8} + \frac{10}{8} = \frac{15}{8}$$

PASSO 2 Converta à forma irredutível ou a um número misto.

$$15 \div 8 = 1 \text{ (resta 7)}$$

Logo, nosso número misto é $1\frac{7}{8}$.

Usamos o mesmo processo na subtração de frações. O segredo é ter o mesmo denominador.

EXEMPLO

Subtraindo frações com um denominador comum.

PASSO 1 Subtraia os numeradores.

$$\frac{10}{15} - \frac{4}{15} = \frac{6}{15}$$

PASSO 2 Simplifique sua fração à forma irredutível. Dado que tanto 6 quanto 15 são divisíveis por 3, precisamos dividir para chegar à forma irredutível.

$$\frac{6 \div 3}{15 \div 3} = \frac{2}{5}$$

Resposta: $\frac{6}{15} = \frac{2}{5}$

Agora é a sua vez!

Resolva as seguintes equações; converta-as a números mistos e/ou uma fração em forma irredutível.

1. $\dfrac{1}{6} + \dfrac{9}{6} + \dfrac{5}{6} =$

2. $\dfrac{20}{25} + \dfrac{9}{25} =$

3. $\dfrac{3}{10} + \dfrac{4}{10} =$

4. $\dfrac{3}{4} + \dfrac{12}{4} + \dfrac{2}{4} =$

5. $\dfrac{2}{11} + \dfrac{6}{11} =$

6. $\dfrac{4}{9} - \dfrac{1}{9} - \dfrac{2}{9} =$

7. $\dfrac{20}{57} - \dfrac{12}{57} =$

8. $\dfrac{16}{17} - \dfrac{4}{17} =$

9. $\dfrac{39}{94} - \dfrac{9}{94} - \dfrac{11}{94} =$

10. $\dfrac{11}{20} - \dfrac{3}{20} =$

Adicionando e subtraindo frações com denominadores diferentes

O que fazer se tivermos que adicionar ou subtrair frações com denominadores diferentes?

$$\dfrac{4}{7} + \dfrac{2}{3} = ?$$

Precisamos encontrar um denominador comum. Lembre-se de que um denominador comum é um número que todos os denominadores das frações podem dividir.

Esse é outro caso em que o conhecimento da tabuada de multiplicação é necessário.

Para encontrar o denominador comum, primeiro precisamos encontrar um número que seja múltiplo de ambos os denominadores, 3 e 7.

$$\dfrac{4}{7} + \dfrac{2}{3} = ?$$

↑ ↑
Denominadores

Tanto o 3 quanto o 7 são múltiplos de 21, então precisamos encontrar um múltiplo que torne cada denominador igual a 21.

$$7 \times 3 = 21$$
$$3 \times 7 = 21$$

Nosso denominador comum é 21.

Vamos continuar com o problema de adição para o exemplo anterior. Como multiplicamos os denominadores pelos múltiplos 3 e 7, **precisamos** multiplicar também os numeradores pelos mesmos múltiplos para garantir que mantenhamos as frações originais.

Agora multiplicamos os numeradores pelos **mesmos** múltiplos que usamos para chegar ao novo denominador.

Numeradores

$$\frac{4}{7} + \frac{2}{3} = ?$$

$$\frac{4 \times 3 = 12}{7 \times 3 = 21} \qquad \frac{4}{7} = \frac{12}{21}$$

$$\frac{2 \times 7 = 14}{3 \times 7 = 21} \qquad \frac{2}{3} = \frac{14}{21}$$

Em seguida, podemos elaborar a equação usando nosso novo denominador comum.

$$\frac{12}{21} + \frac{14}{21} =$$

Adicione os numeradores.

$$12 + 14 = 26$$

E coloque o resultado sobre o denominador para resolver a equação.

$$\frac{26}{21}$$

Depois disso, ainda precisamos reduzi-la ou convertê-la em um número misto.

Como nossa fração é imprópria, precisamos transformá-la em um número misto.

Divida o numerador pelo denominador.

$$26 \div 21 = 1 \text{ (resto 5)}$$

Logo, nosso número misto é

$$1\frac{5}{21}$$

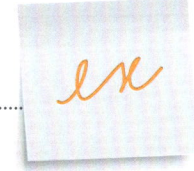

EXEMPLO

Adicionando frações com denominadores diferentes.

$$\frac{5}{6} + \frac{3}{4} = ?$$

PASSO 1 Encontre o **menor** múltiplo de ambos os denominadores (6 e 4).

$6 \times 2 = 12$

$4 \times 3 = 12$

PASSO 2 Multiplique os numeradores pelo **mesmo** múltiplo que seu denominador.

$$\frac{5 \times 2 = 10}{6 \times 2 = 12}$$

$$\frac{3 \times 3 = 9}{4 \times 3 = 12}$$

PASSO 3 Elabore sua equação de adição com as novas frações e resolva.

$$\frac{10}{12} + \frac{9}{12} = \frac{19}{12}$$

PASSO 4 Converta sua resposta em um número misto e/ou em uma fração em forma irredutível.

$19 \div 12 = 1$ (resto 7)

$1\frac{7}{12}$

PASSO 5 Confira se a fração do número misto está na forma irredutível. Neste caso, não há nenhum número que divida 7 e 12 (exceto o número 1).

Então nossa fração está na forma irredutível.

Agora é a sua vez!

Encontre o denominador comum dos seguintes pares de frações. Em seguida, adicione as frações e converta-as à forma irredutível quando necessário.

1. $\frac{4}{7}$ e $\frac{5}{6}$ .... $\frac{4}{7} + \frac{5}{6} =$ ....

2. $\frac{5}{24}$ e $\frac{1}{6}$ .... $\frac{5}{24} + \frac{1}{6} =$ ....

3. $\frac{5}{9}$ e $\frac{2}{27}$ .... $\frac{5}{9} + \frac{2}{27} =$ ....

4. $\frac{2}{3}$ e $\frac{5}{7}$ .... $\frac{2}{3} + \frac{5}{7} =$ ....

5. $\frac{7}{8}$ e $\frac{4}{5}$ .... $\frac{7}{8} + \frac{4}{5} =$ ....

A subtração de frações com denominadores diferentes usa os mesmos conceitos.

EXEMPLO

Subtraindo frações com denominadores diferentes.

$$\frac{17}{18} - \frac{4}{6} = ?$$

PASSO 1 Encontre um múltiplo de ambos os denominadores.

Neste caso, usaremos 18.

$\frac{17}{18}$ já está com o denominador correto, então não há necessidade de convertê-lo.

Só precisamos converter nossa segunda fração, $\frac{4}{6}$.

$6 \times 3 = 18$

PASSO 2 Multiplique o numerador pelo mesmo múltiplo que o denominador.

$$\frac{4 \times 3 = 12}{6 \times 3 = 18}$$

PASSO 3 Elabore a equação de subtração e resolva-a.

$$\frac{17}{18} - \frac{12}{18} = \frac{5}{18}$$

PASSO 4 Converta a fração à forma irredutível ou a um número misto.

Não há nenhum número que divida 5 e 18 (além do número 1).

Logo, nossa fração já está na forma irredutível.

EXEMPLO

Se você estiver com dificuldades para encontrar um denominador comum, multiplique-os:

$$\frac{4}{13} + \frac{3}{8} =$$

$13 \times 8 = $ **104** ← denominador comum

Se tanto o numerador como o denominador são números pares, eles são divisíveis por 2.

Se tanto o numerador como o denominador terminam em 5, eles são divisíveis por 5.

Isso pode ajudá-lo a converter frações à forma irredutível.

Agora é a sua vez!

Resolva as seguintes equações, convertendo-as em número misto e/ou reduzindo-as.

1. $\dfrac{5}{6} + \dfrac{7}{9} =$

2. $\dfrac{1}{5} + \dfrac{4}{5} + \dfrac{12}{15} =$

3. $\dfrac{3}{8} + \dfrac{15}{16} + \dfrac{1}{2} =$

4. $\dfrac{6}{7} + \dfrac{3}{4} =$

5. $\dfrac{15}{16} + \dfrac{3}{8} + \dfrac{1}{2} =$

6. $\dfrac{13}{33} - \dfrac{1}{11} - \dfrac{2}{11} =$

7. $\dfrac{43}{54} - \dfrac{19}{27} =$

8. $\dfrac{19}{18} - \dfrac{3}{9} - \dfrac{2}{3} =$

9. $\dfrac{15}{6} - \dfrac{2}{3} - \dfrac{1}{2} =$

10. $\dfrac{30}{32} - \dfrac{5}{8} =$

Adicionando e subtraindo frações e números mistos ou inteiros

Números mistos e números inteiros precisam ser convertidos em uma fração para podermos adicioná-los ou subtraí-los de outra fração.

Para transformar um número inteiro em uma fração, simplesmente usamos o número inteiro como numerador e o número 1 como denominador.

Então o número inteiro seis se torna a fração $\dfrac{6}{1}$.

Números mistos também precisam ser convertidos em frações. Lembre-se de que uma fração convertida a partir de um número misto será imprópria. Não há nada de errado nisso. Após termos somado ou subtraído as frações, vamos converter o resultado de volta a um número misto.

EXEMPLO

Adicionando frações ou números inteiros e números mistos.

$$\frac{5}{18} + 4\frac{2}{3} + 3 = ?$$

PASSO 1 Converta o número misto em uma fração.

$$4\frac{2}{3} = \frac{14}{3}$$

PASSO 2 Converta o número inteiro em uma fração.

$$3 = \frac{3}{1}$$

PASSO 3 Elabore a nova equação.

$$\frac{5}{18} + \frac{14}{3} + \frac{3}{1} =$$

PASSO 4 Encontre um denominador comum para suas frações. Neste caso, usaremos 18.

PASSO 5 Modifique todas as frações para que tenham 18 como seu denominador.

Esta fração permanecerá igual.

$$\frac{5}{18}$$

Precisamos multiplicar as outras como demonstrado a seguir.

$$\frac{14 \times 6 = 84}{3 \times 6 = 18} \qquad \frac{3 \times 18 = 54}{1 \times 18 = 18}$$

PASSO 6 Elabore a equação usando o denominador comum.

$$\frac{5}{18} + \frac{84}{18} + \frac{54}{18} =$$

PASSO 7 Adicione os numeradores e apresente-os como uma fração, usando o denominador comum.

$$\frac{5}{18} + \frac{84}{18} + \frac{54}{18} = \frac{143}{18}$$

PASSO 8 Converta a resposta em um número misto.

$$143 \div 18 = 7 \text{ (resto 17)}$$

PASSO 9 Coloque o resto sobre o novo denominador para completar o número misto.

Resto

$$\frac{107}{18} = 7\frac{17}{18}$$

PASSO 10 Certifique-se de que a fração resultante esteja na forma irredutível.

Neste caso, $7\frac{17}{18}$ está na forma irredutível.

EXEMPLO

Subtraindo frações de números mistos.

$$3\frac{5}{9} - \frac{2}{3} - 2 = ?$$

PASSO 1 Converta o número misto em uma fração.

$$3\frac{5}{9} = \frac{32}{9}$$

PASSO 2 Converta o número inteiro em uma fração.

$$2 = \frac{2}{1}$$

PASSO 3 Elabore a nova equação.

$$\frac{32}{9} - \frac{2}{3} - \frac{2}{1} =$$

PASSO 4 Encontre um denominador comum para as frações. Neste caso, usamos 18.

PASSO 5 Modifique todas as frações para que usem 18 como denominador.

$$\frac{32 \times 2 = 64}{9 \times 2 = 18}$$

$$\frac{2 \times 6 = 12}{3 \times 6 = 18}$$

$$\frac{2 \times 18 = 36}{1 \times 18 = 18}$$

PASSO 6 Elabore a equação usando o denominador comum.

$$\frac{64}{18} - \frac{12}{18} - \frac{36}{18} =$$

PASSO 7 Subtraia os numeradores e apresente sua resposta como uma fração, usando o denominador comum.

$$\frac{64}{18} - \frac{12}{18} - \frac{36}{18} = \frac{16}{18}$$

PASSO 8 Converta sua fração à forma irredutível.

Tanto 2 quanto 18 são divisíveis por 2.

$$\frac{16 \div 2 = 8}{18 \div 2 = 9}$$

$$\frac{8}{9}$$

>> Agora é a sua vez!

Resolva as seguintes equações, convertendo sua resposta em um número misto e/ou reduzindo-a.

1. $4\frac{3}{4} - 1\frac{2}{5} =$
2. $1\frac{1}{10} + \frac{7}{12} =$
3. $1\frac{9}{22} - \frac{1}{11} =$
4. $3\frac{1}{8} + \frac{2}{3} + \frac{6}{12} =$
5. $2\frac{4}{13} - \frac{5}{26} =$
6. $\frac{3}{3} + \frac{7}{9} + 5\frac{2}{5} =$
7. $1\frac{3}{8} - \frac{2}{2} =$
8. $5\frac{1}{16} + 1\frac{1}{3} =$
9. $2\frac{19}{21} - \frac{3}{7} =$
10. $1\frac{7}{8} + \frac{2}{13} =$

>> Multiplicando frações e números mistos

A multiplicação de frações é uma das operações mais simples que vamos aprender com frações. Tudo o que precisamos fazer é multiplicar os numeradores e multiplicar os denominadores. Sem truques, sem denominadores comuns, só multiplicação simples de dois números.

Vamos começar com um exemplo:

$$\frac{2}{5} \times \frac{4}{8} = ?$$

Primeiro, multiplicamos os numeradores.

$2 \times 4 = 8$

Em seguida, multiplicamos os denominadores.

$5 \times 8 = 40$

Logo, nosso produto é $\frac{8}{40}$.

Agora, precisamos simplificar a fração à forma irredutível.

$$\frac{8}{40} = \frac{1}{5}$$

E se nossa equação tiver um número misto?

$$5\frac{3}{4} \times \frac{5}{12} = ?$$

Transformamos o número misto em uma fração imprópria.

$$5\frac{3}{4} = \frac{23}{4}$$

Em seguida, multiplicamos numeradores e denominadores.

$$\frac{23}{4} \times \frac{5}{12} = \frac{115}{48}$$

Convertemos a fração imprópria em um número misto e simplificamos à forma irredutível.

$$\frac{115}{48} = 2\frac{19}{48}$$

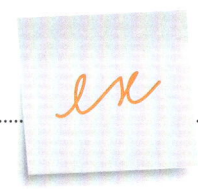

EXEMPLO

$$2\frac{2}{5} \times \frac{4}{5} = ?$$

PASSO 1 Converta o número misto em uma fração imprópria.

$$2\frac{2}{5} = \frac{12}{5}$$

PASSO 2 Multiplique os numeradores.

$$12 \times 4 = 48$$

PASSO 3 Multiplique os denominadores.

$$5 \times 5 = 25$$

PASSO 4 Converta o produto em um número misto e/ou em uma fração em forma irredutível.

$$\frac{48}{25} = 1\frac{23}{25}$$

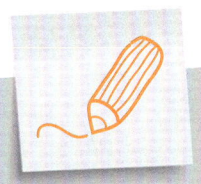

Agora é a sua vez!

Resolva as seguintes equações, convertendo sua resposta em um número misto e/ou em uma fração em forma irredutível.

1. $\dfrac{7}{8} \times \dfrac{5}{13} =$

2. $2\dfrac{9}{10} \times \dfrac{1}{12} =$

3. $\dfrac{9}{13} \times 4\dfrac{2}{5} =$

4. $\dfrac{4}{19} \times 1\dfrac{3}{4} =$

5. $5\dfrac{5}{8} \times 3\dfrac{4}{13} =$

6. $\dfrac{16}{17} \times \dfrac{7}{9} =$

7. $\dfrac{12}{13} \times \dfrac{3}{13} =$

Dividindo frações e números mistos

A divisão de frações é basicamente idêntica à multiplicação, com um passo inicial extra. Você deve sempre inverter sua segunda fração (a fração pela qual você está dividindo). Uma fração invertida é simplesmente uma fração com numerador e denominador trocados. O denominador se torna o numerador e o numerador se torna o denominador. Uma fração invertida é também conhecida como a recíproca da fração original.

Vamos observar alguns exemplos para compreender melhor.

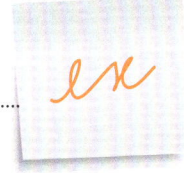

EXEMPLO

$\dfrac{4}{5} \div \dfrac{1}{4} = ?$

PASSO 1 Inverta a segunda fração, aquela que está dividindo.

$\dfrac{1}{4}$

torna-se

$\dfrac{4}{1}$

(*continua*)

PASSO 2 Elabore a nova equação como uma multiplicação.

$$\frac{4}{5} \times \frac{4}{1} =$$

PASSO 3 Resolva a equação de multiplicação.

$$\frac{4}{5} \times \frac{4}{1} = \frac{16}{5}$$

PASSO 4 Simplifique a fração à forma irredutível ou a um número misto.

$$\frac{16}{5} = 3\frac{1}{5}$$

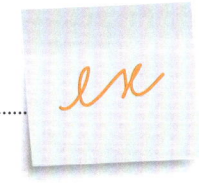

A divisão de números mistos funciona da mesma forma. Basta converter os números mistos em frações impróprias e inverter a fração divisora.

Vamos tentar.

EXEMPLO

$$2\frac{1}{3} \div 4\frac{1}{2} = ?$$

PASSO 1 Converta os números mistos em frações impróprias.

$$\frac{7}{3} \div \frac{9}{2} =$$

PASSO 2 Inverta a segunda fração (divisora).

$$\frac{9}{2}$$

torna-se

$$\frac{2}{9}$$

PASSO 3 Elabore a equação de multiplicação usando a recíproca.

$$\frac{7}{3} \times \frac{2}{9} =$$

PASSO 4 Resolva a equação.

$$\frac{7}{3} \times \frac{2}{9} = \frac{14}{27}$$

PASSO 5 Simplifique a fração à forma irredutível ou a um número misto.

$$\frac{14}{27}$$

Essa fração não pode ser mais reduzida, então não há nada mais a fazer.

Agora é a sua vez!

Resolva as seguintes equações, convertendo sua resposta em um número misto e/ou em uma fração irredutível.

1. $4\frac{1}{2} \div 2\frac{2}{3} =$

2. $3\frac{3}{5} \div 2\frac{3}{10} =$

3. $\frac{13}{42} \div \frac{4}{5} =$

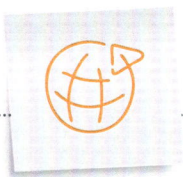

4. $1\frac{3}{8} \div \frac{1}{8} =$

5. $9\frac{4}{5} \div 2 =$

APLICAÇÃO

Situação 1

Sua turma está promovendo uma venda de doces para a arrecadação de fundos. Isso beneficiará a nova ala infantil do hospital local. Você decide preparar sua receita de Biscoito Especial Secreto. A receita rende 120 biscoitos. Use suas habilidades de subtração e divisão para calcular quanto de cada ingrediente será necessário para preparar 90 biscoitos.

Biscoito Especial Secreto

$\frac{1}{2}$ xícara de manteiga derretida ....

$3\frac{1}{2}$ xícaras de açúcar ....

3 ovos batidos ....

1 lata de sopa de tomate concentrada (300ml) (responda em ml) ....

$2\frac{1}{4}$ colheres de chá de canela ....

$2\frac{2}{3}$ colheres de chá de noz-moscada ....

2 colheres de chá de fermento químico em pó ....

2 colheres de chá de sal ....

3 xícaras de uvas-passas ....

$2\frac{1}{2}$ xícaras de nozes partidas ....

$4\frac{1}{2}$ xícaras de farinha de trigo ....

(continua)

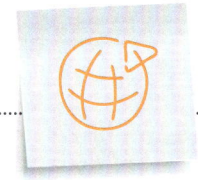

Situação 2

A venda de doces foi um grande sucesso. O dinheiro arrecadado foi R$324,48. Sua turma decide usar $\frac{1}{4}$ do dinheiro para comprar livros infantis.

Quanto foi gasto em livros? ....

Quanto dinheiro sobrou? ....

A área da saúde e os números

O profissional da saúde deve saber avaliar rapidamente um cenário envolvendo os cuidados com um paciente, usando suas valiosas habilidades matemáticas. Em relação às frações, muitas vezes será necessário contar e esboçar quantias em gráficos.

Usando o mesmo exemplo de "administrar ¼ de uma solução de 500ml", pode ser importante relatar que o paciente consumiu menos de ¼ da solução.

A compreensão da importância das frações e a habilidade de rapidamente contar, avaliar e gerar gráficos sobre eventos pode afetar e gerar resultados positivos na saúde de pacientes.

JUNTANDO TUDO

» A adição e a subtração de equações fracionais exigem um denominador comum.
» Um denominador comum é uma quantidade que todos os denominadores das frações devem poder dividir.
» Multiplique os denominadores para encontrar um denominador comum ao adicionar ou subtrair frações.
» Transforme números mistos em frações impróprias para resolver equações envolvendo frações.
» Converta as respostas das equações a números mistos e/ou à forma irredutível.
» Multiplique numeradores e multiplique denominadores para resolver equações de multiplicação de frações.
» Uma fração invertida é conhecida como a recíproca da fração original.
» Para inverter uma fração, troque o numerador pelo denominador.
» Ao dividir frações, inverta a segunda fração (divisora).

» Atividades

1. Responda verdadeiro ou falso às seguintes afirmações:

   a. "Recíproca" é um termo usado para descrever uma fração invertida. ....

   b. Nunca use uma fração imprópria ao fazer contas com frações. ....

   c. A adição e a subtração de frações nunca usam denominadores comuns. ....

   d. Ao dividir frações, você deve usar um denominador comum. ....

   e. Inverter uma fração significa trocar o numerador pelo denominador. ....

   f. Um denominador comum é um número que todos os denominadores das frações podem dividir. ....

2. Resolva as seguintes equações envolvendo frações. Converta a resposta a números mistos e/ou à forma irredutível.

   a. $1\dfrac{3}{17} + 3\dfrac{1}{5} =$

   b. $2\dfrac{1}{5} \div \dfrac{3}{16} =$

   c. $5\dfrac{7}{11} \times 3\dfrac{12}{13} =$

   d. $3\dfrac{5}{6} - \dfrac{4}{19} =$

   e. $7\dfrac{1}{4} \times 2\dfrac{2}{5} =$

   f. $1\dfrac{5}{8} \div \dfrac{9}{10} =$

   g. $6\dfrac{5}{11} - 3\dfrac{1}{9} =$

   h. $\dfrac{3}{14} + 4\dfrac{2}{5} =$

   i. $1\dfrac{3}{4} + \dfrac{9}{11} + \dfrac{7}{11} =$

   j. $1\dfrac{1}{23} \times 3\dfrac{7}{10} =$

   k. $4\dfrac{6}{7} \div 2\dfrac{1}{8} =$

   l. $5\dfrac{2}{21} - \dfrac{7}{8} =$

   m. $4\dfrac{1}{15} \times \dfrac{9}{22} =$

   n. $6\dfrac{5}{7} + 1\dfrac{4}{5} =$

   o. $4\dfrac{7}{17} \div 2\dfrac{1}{4} =$

   p. $7\dfrac{9}{22} - 4\dfrac{3}{10} =$

   q. $2\dfrac{4}{17} \times 3 =$

   r. $8\dfrac{6}{19} - 1\dfrac{5}{19} =$

   s. $1\dfrac{9}{10} \div \dfrac{3}{7} =$

   t. $6\dfrac{4}{9} + 2\dfrac{13}{17} =$

3. Resolva o problema a seguir:

   Você está trabalhando como técnico de farmácia em um laboratório de pesquisa. Pedem-lhe que combine os resultados de 3 ensaios clínicos de avaliação de uma droga e que relate os resultados gerais com e sem o estudo 3. Os pacientes dos estudos 1 e 2 realmente receberam a droga e os pacientes do estudo 3 receberam um placebo (uma pílula de açúcar). O estudo 1 relatou que 12 de 15 pacientes responderam à droga. O estudo 2 relatou que 56 de 60 pacientes responderam à droga. O estudo 3 mostrou que 2 de 30 pacientes responderam à droga.

   a. Relate os resultados dos estudos com o ensaio 3 incluso. Escreva frações para cada estudo, posicionando o número de pacientes que responderam à droga como numerador e o número total de pacientes como denominador. Encontre um denominador comum e some as 3 frações, reduzindo-a à forma irredutível.

   b. Relate os resultados dos estudos sem o ensaio 3. Subtraia os resultados do ensaio 3 de sua resposta à questão 1. Encontre um denominador comum e subtraia as frações, reduzindo-as à forma irredutível.

capítulo 5

Decimais

Os números decimais, assim como as frações, são basicamente números inteiros separados em partes. A forma mais fácil de imaginar um decimal é pensar nos diferentes valores de dinheiro. Quer você seja enfermeiro registrado, quer seja auxiliar de enfermagem, técnico em enfermagem, técnico em diálise ou técnico em farmácia, você trabalhará com decimais na realização de cálculos de doses e na administração de medicações. Da mesma forma, se você for um assistente administrativo em medicina ou um especialista em planos de saúde que trabalha em uma movimentada clínica médica, ou um técnico em farmácia que trabalha no atendimento em uma farmácia, você precisará trabalhar com decimais.

É importante compreender e realizar corretamente os cálculos e arredondamentos em diversas casas decimais. Lembre-se de resolver problemas matemáticos em situações médicas com uma calculadora, para evitar erros.

Objetivos de aprendizagem

- Identificar os valores das casas decimais.
- Identificar o valor de uma fração.
- Identificar o valor de decimais.
- Explicar a relação entre frações e decimais.
- Converter frações em decimais.
- Converter decimais em frações.
- Arredondar decimais em diferentes casas de precisão.

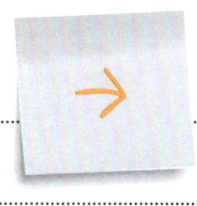

PARA COMEÇAR

» **Arredondamento**   Aumento ou redução no valor de um dígito com base no valor do dígito seguinte.

» **Decimais**   Parte de um número, separada pela vírgula.

» Decimais

Um número decimal, assim como uma fração, é um número inteiro separado em partes. As frações possuem um numerador e um denominador, que são separados por um traço. Os decimais possuem números inteiros e/ou partes de números inteiros separados por uma vírgula. As frações e os decimais podem ser substituídos um pelo outro para representar partes fracionárias de um todo. Por exemplo, vamos considerar a fração $\frac{1}{2}$ e o decimal 0,50. Ambos podem ser usados para representar metade de 1,00. O segredo de trabalhar com os decimais é lembrar-se de que cada número com vírgula possui um valor diferente associado à posição da vírgula. Logo, é fundamental que a vírgula seja sempre escrita no lugar correto para representar o valor certo. Lembre-se de que os valores, em múltiplos de dez, das casas decimais em números inteiros foram discutidos no Capítulo 2. Agora, vamos adicionar os valores das casas de um número decimal. **Qualquer valor escrito à esquerda da vírgula representa um número inteiro, enquanto os valores escritos à direita da vírgula representam o valor fracionário de um número inteiro.** É aqui que podemos pensar no dinheiro para nos ajudar com a representação de cada casa decimal. Por exemplo, doze Reais e oitenta e quatro centavos, R$12,84, são escritos com o valor inteiro de 12 Reais à esquerda da vírgula, enquanto o valor fracionário de 84 centavos é escrito à direita da vírgula. Os 84 centavos representam um valor fracionário de 84 partes de um Real. A Tabela 5.1 lista os valores de casas decimais usados em números inteiros e em números decimais, em múltiplos de dez. Vamos analisar o número 7654,321. Perceba que o **valor de cada dígito se reduz da esquerda para a direita**.

Tabela 5.1 » **Valores das casas decimais**

Números inteiros				Vírgula	Valores decimais fracionários		
Milhares	Centenas	Dezenas	Unidades	,	Décimos	Centésimos	Milésimos
7	6	5	4	,	3	2	1

EXEMPLO

Usando a Tabela 5.1, vamos determinar o valor de casa de cada dígito no número 7654,321. Os valores inteiros escritos à esquerda da vírgula são:

    7 está na casa dos **milhares** = 7 × 1000

    6 está na casa das **centenas** = 6 × 100

    5 está na casa das **dezenas** = 5 × 10

    4 está na casa das **unidades** = 4 × 1

               7654,321

Os valores decimais escritos à direita da vírgula são:

                7654,***321***

    3 está na casa dos **décimos** = 3 × **um décimo (1/10)**

    2 está na casa dos **centésimos** = 2 × **um centésimo (1/100)**

    1 está na casa dos **milésimos** = 1 × **um milésimo (1/1000)**

» Agora é a sua vez!

Identifique o valor da casa de cada número indicado.

1. 68**4**3,975 ....
2. 4**9**71,583 ....
3. 8273,64**5** ....
4. **1**029,384 ....
5. 2468,**0**13 ....
6. 837**2**,109 ....
7. 3579,2**4**6 ....
8. 5**9**84,736 ....
9. 7249,**3**58 ....
10. **5**640,713 ....

» Convertendo frações em decimais

Agora que compreendemos os valores de casas inteiras e fracionárias, vamos converter frações em decimais. Basicamente, o que estamos fazendo se resume à conversão de frações em decimais, mudando a forma como os dígitos são escritos. Lembre-se de que as frações são escritas com um traço separando o numerador (número de partes) do denominador (total de partes no todo). Um exemplo é $\frac{1}{10}$. Ao escrever decimais fracionários, sempre usamos **zeros** à esquerda e escrevemos as partes no valor da casa associado ao número de partes representadas. O número $\frac{1}{10}$, convertido em um decimal, torna-se 0,10. Ao escrever números mistos como frações, o número inteiro é escrito à esquerda da fração: $1\frac{1}{10}$; igualmente, ao escrever decimais, o número inteiro é escrito à esquerda do decimal: 1,10. Convertendo a fração em um decimal, obtemos $1\frac{1}{10} = 1{,}10$. Quando precisamos determinar o valor decimal fracionário, dividimos o numerador pelo denominador.

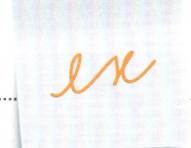

EXEMPLO

Converta $1\frac{3}{4}$ em um decimal.

PASSO 1 Escreva o número inteiro 1 à esquerda da vírgula.

1,

PASSO 2 Determine o valor decimal fracionário de $\frac{3}{4}$.

Divida o numerador 3 pelo denominador 4.

$3 \div 4 = 0{,}75$

PASSO 3 Escreva o valor decimal fracionário à direita da vírgula.

1,75

A fração $1\frac{3}{4}$ convertida em decimal é 1,75.

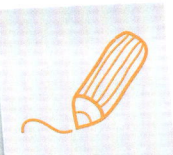

>> Agora é a sua vez!

Converta as seguintes frações em decimais.

1. $2\frac{6}{8}$
2. $\frac{1}{4}$
3. $3\frac{3}{5}$
4. $\frac{15}{75}$
5. $4\frac{45}{90}$

≫ Convertendo decimais em frações

A conversão de decimais em frações é tão fácil quanto a conversão de frações em decimais. Para realizá-la, reescrevemos o decimal como uma fração sobre o valor da casa do decimal fracionário e convertemos à forma reduzida. Lembre-se de que a redução à forma irredutível foi discutida no Capítulo 3. Vamos utilizar a resposta decimal 1,75 do exemplo da seção anterior. Precisamos determinar o valor da menor casa de 0,75. Para tanto, deve-se sempre usar o valor do **dígito mais à direita da vírgula**. Nesse caso, o 5, que é o dígito mais à direita, está na casa dos centésimos. Nosso valor decimal de 0,75 pode, então, ser reescrito com a fração $\frac{75}{100}$.

EXEMPLO

Converta o decimal 1,75 em uma fração.

PASSO 1 Escreva o número inteiro à esquerda da fração.

1—

PASSO 2 Determine o valor fracionário do decimal e escreva uma fração.

0,7**5**

O 5 está na casa dos centésimos.

$0,75 = \frac{75}{100}$

PASSO 3 Escreva a fração à direita do número inteiro, reduzindo à forma irredutível.

$1\frac{75}{100} = 1\frac{3}{4}$

≫ Agora é a sua vez!

Converta os seguintes decimais em frações ou números mistos.

1. 6,75 ....
2. 0,5 ....
3. 0,25 ....
4. 1,70 ....
5. 3,30 ....

»Arredondamento

Ao trabalhar com decimais, você pode ter de arredondar suas respostas ao décimo, centésimo ou milésimo mais próximo, especialmente se estiver usando uma calculadora. A resposta na calculadora pode ser uma dízima apresentada em múltiplas casas decimais. Por exemplo, imagine que você está convertendo uma fração em um decimal. A fração é $\frac{1}{3}$, logo, você divide 1 por 3 e sua calculadora apresenta a resposta 0,33333... Para simplificar, você pode arredondar o resultado na casa dos décimos. A resposta então será $\frac{1}{3} = 0,3$. Existem duas regras para o arredondamento que devem ser seguidas para obter a resposta correta ao se trabalhar com decimais.

Regras para o arredondamento

Regra 1

Se o dígito à direita da casa desejada possui valor de 0 a 4, remova-o sem modificar o resto do número. **Isso se chama arredondamento para baixo.**

48,12 = 48,1

Regra 2

Se o dígito à direita da casa desejada possui valor de 5 a 9, remova-o adicionando 1 ao dígito da última casa. **Isso se chama arredondamento para cima.**

25,56 = 25,6

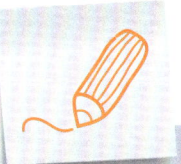

»Agora é a sua vez!

Arredonde para o décimo mais próximo.

1. 1,473 ....
2. 0,192 ....
3. 3,051 ....
4. 0,141 ....
5. 1,789 ....

DICA

Lembre-se de que você pode ter de arredondar decimais **manualmente**. Pratique a identificação de casas decimais e as regras de arredondamento.

7654,321

Os números à esquerda do decimal são números inteiros, enquanto os números à direita são fracionários (decimais).

0, 1, 2, 3, 4: arredonde para baixo

5, 6, 7, 8, 9: arredonde para cima

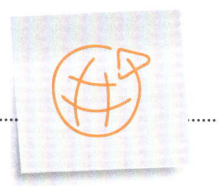

APLICAÇÃO

Situação 1

Chegou a hora do piquenique anual da sua empresa. Estão oferecendo um prêmio de R$250,00 à melhor receita de molho *barbecue*. Seu tio Charlie já ganhou várias competições e aceita ajudá-lo a criar um excelente molho. Você concorda em dar-lhe metade do dinheiro do prêmio, caso vença.

Converta a seguinte receita em decimais, arredondando sua resposta se necessário.

O melhor molho *barbecue* do mundo

$2\frac{1}{4}$ colheres de chá de vinagre ....

$1\frac{1}{2}$ colher de chá de sal ....

$1\frac{3}{4}$ colher de chá de pimenta ....

$\frac{2}{3}$ xícaras de mel ....

$3\frac{2}{3}$ xícaras de ketchup ....

$2\frac{1}{3}$ dentes de alho (bem picados) ....

$\frac{1}{4}$ xícara de melaço ....

$\frac{5}{6}$ colheres de chá de mostarda de Dijon ....

Situação 2

A receita do tio Charlie vence a competição! Vocês decidem dividir o prêmio entre suas entidades de caridade favoritas. Três organizações são escolhidas. Que quantia cada entidade receberá? Arredonde o dinheiro se necessário.

A área da saúde e os números

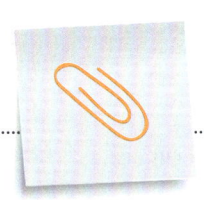

A conversão de frações em decimais será necessária durante seu trabalho. Pode ser necessário, por exemplo, aplicar $\frac{1}{2}$ de uma dose de medicamentos dada em decimais. Imagine que uma medicação esteja disponível apenas em unidades de 0,75mg. Aplique suas habilidades matemáticas para converter para uma dose decimal.

JUNTANDO TUDO

» Um decimal é qualquer quantidade de partes de um número inteiro, separada por uma vírgula.

» Frações e decimais podem ser usados indistintamente para a representação de partes fracionárias de um inteiro.

» Qualquer dígito escrito à esquerda de uma vírgula representa um número inteiro.

» Qualquer dígito escrito à direita de uma vírgula representa um valor decimal fracionário.

» Para determinar o valor decimal fracionário, divida o numerador pelo denominador.

» Um decimal pode ser convertido em fração ao ser escrito sem a vírgula sobre o valor de casa do último dígito decimal, reduzindo-se a fração resultante à forma irredutível.

» Se o dígito à direita do dígito final desejado for entre 0 e 4, não mude o valor do número (arredondamento para baixo).

» Se o dígito à direita do dígito final desejado for entre 5 e 9, arredonde adicionando 1 ao dígito final (arredondamento para cima).

» Atividades

1. Responda verdadeiro ou falso às seguintes afirmações:

    a. Um número à direita da vírgula é um valor fracionário. ....

    b. Há quatro regras para o arredondamento. ....

    c. Para determinar o valor de casa de 0,45, use o valor do dígito mais à esquerda da vírgula. ....

    d. Números à esquerda da vírgula são números inteiros. ....

    e. A compreensão dos valores de casa é importante ao se trabalhar com decimais. ....

    f. Se o número à direita do dígito final desejado for entre 0 e 4, você terá de arredondar para cima. ....

2. Identifique o valor de casa para os números indicados.

    a. 901**6**,158 ....
    b. 5839,2**7**9 ....
    c. 4**9**05,376 ....
    d. 9872,**3**58 ....
    e. **4**650,931 ....

    f. 5743,**6**83 ....
    g. 7**9**14,835 ....
    h. 6**3**54,725 ....
    i. **1**948,214 ....
    j. 2468,**3**13 ....

3. Converta as seguintes frações em decimais; arredonde quando necessário.

   a. $3\frac{2}{12}$ ....

   b. $\frac{2}{5}$ ....

   c. $7\frac{6}{8}$ ....

   d. $1\frac{12}{13}$ ....

   e. $4\frac{3}{9}$ ....

   f. $\frac{6}{12}$ ....

   g. $2\frac{4}{19}$ ....

   h. $5\frac{2}{3}$ ....

   i. $3\frac{12}{16}$ ....

   j. $5\frac{1}{5}$ ....

4. Converta os seguintes decimais em frações; reduza à forma irredutível quando possível.

   a. 4,25 ....

   b. 7,5 ....

   c. 1,2 ....

   d. 0,75 ....

   e. 9,05 ....

   f. 2,5 ....

   g. 0,8 ....

   h. 1,25 ....

   i. 6,4 ....

   j. 0,025 ....

5. Resolva o problema a seguir:

   Você é assistente de enfermagem e trabalha em uma clínica pediátrica localizada na torre norte do edifício profissional adjacente ao Centro Médico Regional Infantil. Cada dia é dividido em dois blocos de 3 horas para o agendamento de pacientes: das 9h às 12h e das 13h às 16h. Os médicos realizam uma reunião semanal de 3 horas nas tardes de quarta-feira; logo, nenhum paciente é agendado para a segunda parte desse dia. Durante a reunião dos médicos, o administrador realiza uma reunião de 1 hora com os funcionários. Após a reunião dos funcionários, as salas de exame de pacientes, as áreas de recepção e as salas de espera são reabastecidas com o que for necessário. Em seguida, é realizado um inventário semanal de cada departamento. A clínica possui 6 salas de exames e 4 salas de espera. As salas de espera incluem 1 sala de espera principal, 2 salas de espera para crianças com doenças contagiosas e uma sala de repouso pós-procedimento.

   a. As reuniões são realizadas por 3 horas todas as quartas-feiras à tarde. Que porção dos horários agendáveis não está disponível aos pacientes nesse dia? Escreva sua resposta como uma fração e então converta-a em um decimal.

   b. A clínica possui 6 salas de exames e 4 salas de espera. O número total de salas de pacientes é 10. Escreva uma fração usando o número de salas de exame como numerador e o número total de salas de pacientes como denominador. Converta sua resposta em um decimal, arredondando quando necessário.

   c. Durante a reunião de 3 horas dos médicos, você participa da reunião de 1 hora dos funcionários. Quantas horas são gastas reabastecendo as salas e realizando o inventário? Escreva uma fração com o tempo gasto no abastecimento de salas e no inventário como numerador e o tempo total da reunião médica como denominador. Converta sua resposta em um decimal, arredondando quando necessário.

d. A clínica possui 4 salas de espera. Dessas salas, 2 são destinadas a crianças doentes, 1 é uma sala de repouso pós-procedimento e a restante é uma sala de espera geral. Escreva uma fração para cada tipo de sala de espera, com o tipo da sala de espera como numerador e o número de salas de espera como denominador. Converta suas respostas em decimais.

Salas de espera para doentes ....

Sala de repouso pós-procedimento ....

Sala de espera geral ....

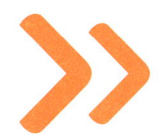

capítulo 6

Operações básicas com decimais

A adição, a subtração, a multiplicação e a divisão de decimais são operações essenciais em todos os aspectos da área da saúde. O conhecimento pormenorizado e a habilidade de realizar esses tipos de cálculos matemáticos são fundamentais. Posicionar incorretamente uma vírgula, por exemplo, pode levar a consequências graves. Lembre-se sempre de usar uma calculadora para realizar seus cálculos em situações médicas e de verificar o resultado encontrado. Se houver qualquer dúvida relacionada à elaboração ou à resolução, peça a outro profissional da saúde que verifique a conta, para garantir que os resultados estão corretos.

Objetivos de aprendizagem

- Resolver equações de adição e de subtração envolvendo decimais.
- Resolver equações de multiplicação e de divisão envolvendo decimais.
- Compreender a importância do posicionamento da vírgula.

PARA COMEÇAR

» **Dividendo** Termo matemático que descreve o número "que está sendo dividido".

» **Divisor** Termo matemático que descreve o número "que está dividindo".

»Adicionando e subtraindo decimais

A adição e a subtração de decimais são muito parecidas com as de números inteiros. A coisa mais importante a se compreender é que **todos os dígitos possuem um valor de casa**. Ao adicionar ou subtrair decimais, você deve certificar-se de que as vírgulas se alinhem em todas as contas do problema.

Vamos analisar alguns exemplos.

143,67 + 74,8 = ?

A forma mais fácil de certificar-se de que as vírgulas estão alinhadas é escrever os termos da equação um em cima do outro, empilhando-os, e de forma alinhada, do mesmo modo que fizemos no Capítulo 2.

```
  143,67
+  74,8
```

Nessa equação, temos duas casas **após** a vírgula do primeiro número.

Podemos adicionar um zero à direita do dígito 8 para alinhar os números corretamente.

```
  143,67
+  74,80 ←
```

Verificamos se nossas vírgulas estão alinhadas uma embaixo da outra para garantir que os valores de casas estejam corretos.

Agora podemos resolver nossa equação.

```
  143,67
+  74,80
  218,47
```

A seguir, observe como realizar uma equação de subtração.

213,09 − 43,908 = ?

Assim como na adição, precisamos empilhar os termos da equação para alinhar as vírgulas.

```
  213,09
−  43,908
```

Podemos adicionar um zero à direita do 9 no primeiro número decimal para ajudar a alinhar os números.

```
  213,090 ←
−  43,908
```

Agora resolva a equação.

```
  213,090
−  43,908
  169,182
```

> ### DICA
>
> Ao adicionar ou subtrair números decimais, as vírgulas devem sempre estar alinhadas.
>
> Lembre-se de que a vírgula sempre aparece à **direita** da casa das unidades.
>
> Como visto no Capítulo 2, lembre-se de sempre começar pelo número mais à direita, movendo-se para a esquerda.
>
> Lembre-se de usar o método de **vai um** quando os números somam dez ou mais.
>
> Lembre-se de usar o método do **empréstimo** se o dígito sendo subtraído em uma coluna é maior que o dígito de cima.

A seguir, vamos observar outros exemplos.

> ### EXEMPLO
>
> Adicionando números decimais.
>
> 42,053 + 180,61 = ?
>
> **PASSO 1** Escreva os termos de forma empilhada para que sejam facilmente alinhados.
>
> ```
>    42,053
> + 180,61
> ```
>
> **PASSO 2** Certifique-se de que as vírgulas estejam alinhadas em todo o problema. Neste problema, **existem três casas decimais à esquerda da vírgula**. Essas casas devem ser mantidas na resposta.
>
> ```
>    42,053
> + 180,61
> ```
>
> **PASSO 3** Adicione um zero na casa dos milhares após a vírgula para garantir que os números decimais se alinhem corretamente.
>
> ```
>    42,053
> + 180,610  ←
> ```
>
> **PASSO 4** Resolva a equação.
>
> ```
>    42,053
> + 180,610
>   222,663  ←
> ```
>
> Note que o resultado apresenta três casas decimais à direita da vírgula.

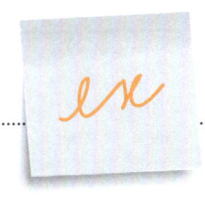

EXEMPLO

Subtraindo números decimais.

156,29 − 38,431 = ?

PASSO 1 Escreva os termos de forma empilhada para que sejam facilmente alinhados.

```
  156,29
− 38,431
```

PASSO 2 Certifique-se de que as vírgulas estejam alinhadas em todo o problema. Neste problema, **existem três casas decimais à esquerda da vírgula**. Essas casas devem ser mantidas na resposta.

PASSO 3 Adicione um zero na casa dos milhares após a vírgula para garantir que os números decimais se alinhem corretamente.

```
  156,290 ←
− 38,431
```

PASSO 4 Resolva a equação.

```
  156,290
− 38,431
  117,859 ←
```

Note que o resultado apresenta três casas decimais à direita da vírgula.

>> Agora é a sua vez!

Adicione ou subtraia nas seguintes equações decimais.

1. 255,09
    + 54,8

2. 389,2
    − 122,08

3. 42,240
    + 39,06

4. 801,006
    − 773,01

5. 92,50
    − 25,101

6. 855,123
    + 66,94

7. 186,742
    − 25,101

8. 255,09
    + 54,8

9. 389,32
    − 122,08

10. 42,240
    + 39,06

» Multiplicação e divisão de números decimais

A **multiplicação de números decimais** é a mais simples dentre as operações decimais. Ela não exige que as vírgulas estejam alinhadas. Basta multiplicar os valores como se fossem números inteiros. Podemos ignorar as vírgulas até termos completado o processo de multiplicação.

Vamos resolver uma multiplicação para compreendermos melhor.

$42,09 \times 0,73 = ?$

Multiplique como se não houvesse vírgula e ambos os números fossem inteiros.

$4209 \times 73 = ?$

Agora resolva a equação como aprendemos no Capítulo 2.

$$\begin{array}{r} 4209 \\ \times\ 73 \\ \hline 12627 \\ +\ 294630 \\ \hline 307257 \end{array}$$

A seguir, adicione a vírgula.

Para isso, conte o número de casas à direita da vírgula em cada um dos números.

$42,\!09 \times 0,\!73$

2 + 2 = 4 casas decimais

Neste caso, há **duas** casas à direita da vírgula no primeiro número e duas casas à direita da vírgula no segundo número. O total de casas decimais é **quatro**.

A partir do produto dos números inteiros, **conte quatro casas, da direita para a esquerda**, e insira a vírgula.

30,7257

$42,09 \times 0,73 =$ **30,7257**

Pronto, esse é o resultado!

A **divisão de números decimais** é um pouco mais trabalhosa. É mais fácil explicar isso fazendo uma conta, então vamos começar com uma equação.

$79,221 \div 0,55 = ?$

O número pelo qual você está dividindo (0,55) é chamado de divisor.

O número que você está dividindo (79,221) é chamado de dividendo.

Primeiramente, transforme seu divisor em um número inteiro movendo a vírgula para a direita. No nosso exemplo, teremos de mover a vírgula duas casas.

*Mover a vírgula de 0,55 **duas** casas para a **direita** resulta em **55**.*

Em seguida, movemos a vírgula de nosso dividendo (o número que está sendo dividido) pelo mesmo número de casas para a direita. Neste exemplo, precisamos mover duas casas para a direita.

*Mover a vírgula de 79,221 **duas** casas para a **direita** resulta em 7922,1.*

Agora podemos resolver a equação de divisão.

DIVISÃO:

7922,1 | 55
144,0381

Lembre-se da divisão que aprendemos no Capítulo 2: nela, se o resultado não era redondo, poderíamos completar a equação escrevendo um resto. Na divisão de decimais, não se escreve um resto. Como os números decimais podem se estender indefinidamente, a melhor forma de concluir o problema é usar o método de arredondamento que aprendemos no último capítulo.

Nesse caso, vamos arredondar o quociente na casa dos centésimos. Para isso, usamos as regras de arredondamento que discutimos no Capítulo 5.

O número 144,0381, arredondado na casa dos centésimos, é igual a 144,04.

DICA

Ao determinar a posição da vírgula no produto de decimais, sempre conte da direita para a esquerda.

Ao dividir decimais, arredonde sua resposta; não se escreve resto em uma divisão de decimais.

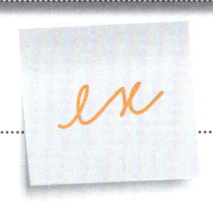

Vamos analisar mais um exemplo de cada operação.

EXEMPLO

Multiplicando números decimais.

$67,7 \times 3,81 = ?$

PASSO 1 Ignore as vírgulas e resolva a multiplicação como se os números fossem inteiros.

$677 \times 381 = 257937$

PASSO 2 Conte o número de casas à direita da vírgula nos dois números da questão original.

$67,7 \times 3,81 =$

1 + 2 = 3 casas decimais

Há um total de três casas à direita da vírgula.

PASSO 3 Começando com o dígito mais à direita do produto, conte três casas à esquerda e coloque a vírgula.

257,937

EXEMPLO

Dividindo números decimais.

$10,4 \div 2,4 = ?$

PASSO 1 Mova a vírgula do divisor para a direita até que ele se torne um número inteiro.

$10,4 \div 24,0 = ?$

PASSO 2 Mova a vírgula do dividendo para a direita pelo mesmo número de casas percorridas pela vírgula do divisor.

$104,0 \div 24,0 = ?$

PASSO 3 Resolva a equação.

104 | 24
    4,33

PASSO 4 Arredonde sua resposta, caso necessário.

Agora é a sua vez!

Resolva as seguintes equações e arredonde ao centésimo mais próximo.

1. $43,27 \times 3,13 =$
2. $199,52 \div 5,2 =$
3. $8,74 \times 8,23 =$
4. $96,159 \div 0,87 =$
5. $52,18 \times 7,3 =$
6. $41,3 \div 7,021 =$
7. $64,104 \times 0,12 =$
8. $8,52 \div 1,33 =$
9. $2 \times 0,691 =$
10. $52,23 \div 7,2 =$

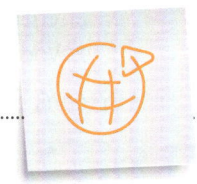

APLICAÇÃO

Situação 1

Você vai dar uma festa para celebrar a graduação de seu primo em enfermagem.

Para sobremesa, você decide fazer um *bufê de sorvetes*.

(*continua*)

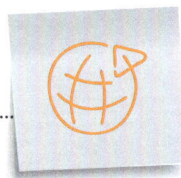

A seguir está uma lista dos ingredientes que você precisa comprar.

Coberturas

Cobertura de morango	R$ 2,89 pelo recipiente com 1 kg
Cobertura de chocolate	R$ 4,27 pela garrafa com 1,5 kg
Calda quente de chocolate	R$ 7,50 pelo recipiente
Granulado	R$ 2,35 pelo pacote
Amendoim moído	R$ 8,54 pelo pacote com 3 kg
Cobertura de abacaxi	R$ 4,44 pelo recipiente com 0,5 kg
Sorvete	R$ 3,79 por 4 litros
Tigelas descartáveis	R$ 9,00 pelo pacote com 300 unidades
Colheres descartáveis	R$ 0,99 pelo pacote com 32 unidades
Guardanapos de papel	R$ 1,49 pelo pacote com 48 unidades

O sorvete também está disponível em potes de 19 litros por R$16,78 cada.

1. Os potes de 19 litros são a melhor opção caso você precise comprar um total de 57 litros?
2. Qual é o preço por litro de sorvete em um pote com 19 litros?
3. Qual é o preço total por 57 litros de sorvete comprando em potes de 19 litros?
4. Quanto você economiza comprando 57 litros em potes de 19 litros?
5. Qual é o custo de 2,5 kg de amendoim moído?
6. Qual é o preço de cada colher?
7. Qual é o preço total por 300 colheres?
8. Quantos pacotes de colheres você precisa comprar?
9. Se você precisasse de 3 pacotes/recipientes de cada cobertura, qual seria o custo total?

Situação 2

A clínica onde você trabalha vai fazer um almoço para o médico responsável pela clínica. Ele recebeu o prêmio de Médico do Ano no Centro Médico Regional ao qual sua clínica é afiliada. Na clínica trabalham 12 pessoas. Você é encarregado de trazer sanduíches de pepino e de fazer uma quantidade suficiente para que cada pessoa coma dois deles. Você deve fazer 24 sanduíches. Sua receita é para 48 sanduíches.

Determine quanto de cada ingrediente você precisará para fazer 24 sanduíches.

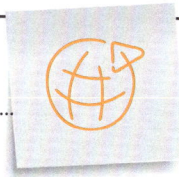

Ingredientes

4 pepinos (cada um fatiado em 24 pedaços)

230 gramas de creme de cebola e queijo temperado com cebolinha

½ xícara de molho para salada

¼ colher de chá de pimenta preta moída

1 colher de chá de salsa fresca picada

1 colher de chá de raminhos de endro picados

48 fatias de pão com cereais

A área da saúde e os números

O posicionamento da vírgula é crucial. Erros médicos causados por uso indevido de vírgulas podem ocorrer com facilidade. Sempre verifique suas operações.

O "0" à esquerda da vírgula sempre é necessário.

Por exemplo:

0,5 e não ,5

Quando escrito incorretamente, um medicamento pode ser dosado em uma quantidade 10 vezes maior do que a prescrita.

Por exemplo:

5 em vez de 0,5

O "0" à direita do último dígito em um número decimal nunca deve ser usado.

Por exemplo:

1,2 está correto, e não 1,20

Assim, você pode compreender a necessidade do posicionamento correto da vírgula e do uso do "0" à esquerda da vírgula.

JUNTANDO TUDO

» Empilhe os termos em problemas de adição e subtração com números decimais, isso auxilia no alinhamento das vírgulas.

» Ao adicionar e subtrair equações com números decimais, alinhe as vírgulas diretamente acima e abaixo umas das outras.

» Posicione a vírgula sempre à direita da casa das unidades.

» Use o método do "vai um" ou do empréstimo ao adicionar ou subtrair números decimais, assim como feito com números inteiros.

(continua)

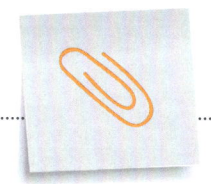

- » Ao multiplicar números decimais, conte as casas à direita da vírgula e aplique ao produto da equação.
- » Ao contar vírgulas no produto de uma multiplicação decimal, comece da direita e vá para a esquerda.
- » Sempre comece do dígito mais à direita e vá para a esquerda para resolver qualquer equação decimal.
- » Ao dividir números decimais, mova a vírgula do divisor para a direita até que ele se torne um número inteiro.
- » Ao dividir números decimais, mova a vírgula do dividendo pelo mesmo número de casas que ela percorreu no divisor.
- » Quocientes de divisões não têm resto.
- » Quocientes de divisões devem ser arredondados.

» Atividades

1. Responda verdadeiro ou falso para as seguintes afirmações:
   a. O quociente em uma divisão decimal permite resto. ....
   b. Vírgulas não são importantes no contexto médico. ....
   c. Deve-se sempre alinhar as vírgulas em uma adição ou em uma subtração. ....
   d. Escrever problemas de adição e de subtração na forma empilhada auxilia no alinhamento apropriado das vírgulas. ....
   e. É preciso contar o número total de casas à esquerda da vírgula no produto de uma multiplicação. ....

2. Adicione e subtraia.

   a. 67,43 + 92,4
   b. 271,05 − 87,35
   c. 42,62 + 21,88
   d. 199,36 − 8,9
   e. 592,637 + 81,02
   f. 221,221 − 99,999
   g. 2,538 + 889,75
   h. 79,78 − 78,79
   i. 90,003 + 8,61
   j. 47,69 − 23,987

3. Multiplique e divida (arredonde sua resposta ao décimo mais próximo).

   a. 95,2 × 18,5 =
   b. 67,987 ÷ 4,222 =
   c. 152,3 × 0,065 =
   d. 84,90 ÷ 21,7 =
   e. 456,1 × 0,188 =
   f. 764,32 ÷ 84,13 =
   g. 0,333 × 71,21 =
   h. 6,33 ÷ 1,964 =
   i. 53,1 × 2,621 =
   j. 995,3 ÷ 2,75 =

4. Resolva o problema a seguir.

   A diretora da clínica onde você trabalha está fazendo uma arrecadação para presentear o médico encarregado, que também será homenageado com um almoço pela conquista do prêmio de Médico do Ano. Ela percebe que todos já estão contribuindo com o almoço e não quer estabelecer uma quantia de dinheiro a ser doada para o presente, então, decide passar um envelope para recolher dinheiro com trocados do caixa. Dessa maneira, as pessoas poderão pegar troco e ninguém vai saber o quanto cada membro da equipe doou. Ela iniciou com a seguinte quantidade vinda de trocados do caixa: 3 notas de R$10,00, 3 notas de R$5,00, 3 notas de R$1,00, 6 moedas de 25 centavos, 4 de 10 centavos e 2 de 5 centavos. O envelope circula pela cínica e retorna à diretora. A quantia total no envelope é R$167,40. A diretora precisa retirar o dinheiro inicial colocado no envelope e devolvê-lo ao caixa. A quantia restante será usada para comprar o presente. A diretora planeja encomendar uma placa em homenagem ao médico que será pendurada na sala de espera dos pacientes. A placa custa R$75,00. Ela também planeja comprar taças de plástico para champanhe e sidra gaseificada sem álcool para o brinde no almoço. Um pacote com 8 taças de plástico para champanhe custa R$ 4,99 e a garrafa de sidra custa R$5,75. O dinheiro restante será usado para comprar papel de embrulho e um cartão para toda a equipe assinar.

   a. Quanto dinheiro do caixa foi usado no envelope?
   b. Quanto dinheiro resta após devolver o dinheiro para o caixa?
   c. Quanto custarão 2 pacotes de taças de plástico para champanhe?
   d. Quanto custarão 2 garrafas de sidra gaseificada sem álcool?
   e. Quanto dinheiro resta para comprar o papel de embrulho e um cartão?

capítulo 7

Porcentagens, razões e proporções

Assim como frações e números decimais, porcentagens e razões representam partes de um todo. A forma mais fácil de visualizar mentalmente uma porcentagem é pensar no número 100. Uma porcentagem sempre se relaciona a 100, como na expressão 100%. Razões basicamente comparam dois valores. Por exemplo: você pode pensar em uma razão ao dizer que deve trabalhar 5 entre 7 dias na semana. Nesse caso, você está se referindo a uma proporção da semana inteira. Proporções são meramente afirmações mostrando que duas razões são iguais, e elas podem ser muito úteis no trabalho de profissionais da área da saúde. O último tópico que abordaremos neste capítulo é a multiplicação cruzada, que consiste em operar com a multiplicação selecionando valores específicos.

É importante para você, como profissional da área da saúde, entender e trabalhar com porcentagens, razões e proporções. Lembre-se de resolver problemas de matemática com uma calculadora para evitar erros.

Objetivos de aprendizagem

» Explicar a equivalência entre porcentagens, razões, frações e números decimais.
» Converter entre si porcentagens, razões, frações e números decimais.
» Aplicar proporções no caso de frações e de razões.
» Realizar multiplicação cruzada para obter um valor desconhecido.

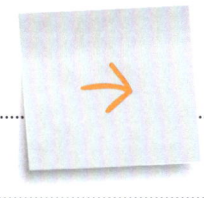

PARA COMEÇAR

» **Multiplicação cruzada**   Método matemático no qual o numerador de uma fração é multiplicado pelo denominador de outra fração.

» **Porcentagem**   Qualquer quantia que é uma parte de 100.

» **Proporção**   Termo matemático referente a duas frações ou razões iguais.

» **Razão**   Afirmação matemática de como dois números se relacionam. O quanto um item ou número contém outro item ou número.

» Convertendo decimais e porcentagens entre si

Um número decimal, assim como uma porcentagem, é qualquer número ou parte de um número inteiro. Os números decimais e as porcentagens podem ser facilmente convertidos entre si. Lembre-se da fração $\frac{1}{2}$ e do decimal 0,5 , que vimos no Capítulo 5 – ambos podem ser usados para representar a metade de 100%. Lembre-se também, ao trabalhar com números decimais, de que cada número escrito com uma vírgula tem um valor diferente para cada posição da vírgula em relação ao número. Agora que já fizemos uma pequena revisão, vamos acrescentar novos conhecimentos ao que você já aprendeu. Vamos converter o número decimal 0,5 em uma porcentagem. Porcentagens sempre se relacionam ao número 100. Para converter um número decimal em uma porcentagem, simplesmente o multiplicamos por 100 e acrescentamos o sinal de porcentagem (%).

EXEMPLO

Situação 1

Converta o decimal 0,5 em uma porcentagem.

Multiplique 0,5 por 100

$0,5 \times 100 = 50$

Adicione o sinal de porcentagem.

$0,5 \times 100 = 50\%$

$0,50 = 50\%$

Vamos fazer mais uma vez para garantir que compreendemos o método.

Situação 2

Converta o decimal 1,75 em uma porcentagem.

Multiplique 1,75 por 100

1,75 × 100 = 175

Acrescente o símbolo de porcentagem.

1,75 × 100 = 175%

1,75 = 175%

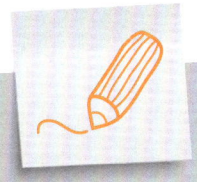

Agora é a sua vez!

Converta os números decimais em porcentagens.

1. 3,97 ....
2. 0,83 ....
3. 0,05 ....
4. 0,33 ....
5. 1,5 ....

Agora vamos converter uma porcentagem em um número decimal. Para isso, deve-se **dividir por 100** e remover o sinal de porcentagem.

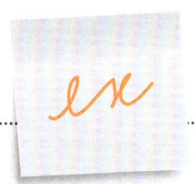

EXEMPLO

Converta 50% em um número decimal.

Divida 50% por 100 e remova o sinal de porcentagem.

50% ÷ 100 = 0.5

>> Agora é a sua vez!

Converta as porcentagens em decimais.

1. 75% ....
2. 112% ....
3. 246% ....
4. 25% ....
5. 3% ....

>> Razões e proporções

Trabalhar com razões e proporções não é complicado e, de fato, pode até ser divertido. Uma razão é exatamente como uma fração, um número decimal, ou uma porcentagem: ela representa uma parte de um todo. A diferença está na forma como a escrevemos e lemos. Frações são escritas com um traço (—), números decimais são escritos com uma vírgula (,), porcentagens são escritas com o sinal de porcentagem (%) e razões são escritas com dois pontos (:).

Ao ler uma razão, os dois pontos são lidos como "está para". Assim, no caso da razão 1:2, diríamos "1 está para 2". É importante lembrar-se disso, porque usaremos essa leitura novamente quando trabalharmos com proporções. Razões, assim como frações, devem ser simplificadas à forma irredutível sempre que possível. Por enquanto, iremos nos focar em aprender a escrever razões. Trabalharemos com a redução na seção seguinte, ao abordarmos proporções.

EXEMPLO

Usando o exemplo apresentado na introdução do capítulo, vamos escrever que você trabalha 5 dias da semana como uma razão.

Você trabalha 5 dias por semana (parte da semana) e existem 7 dias em uma semana (uma semana inteira).

Nossa razão é expressa por 5:7.

Lê-se "5 está para 7".

Vamos tentar escrever uma fração como uma razão:

Escreva a fração $\frac{1}{2}$ como uma razão.

Nossa razão é 1:2.

Lê-se "1 está para 2".

Vamos escrever um número misto como uma razão. Para fazer isso, temos que converter o número misto em uma fração imprópria:

Escreva $1\frac{1}{3}$ como uma razão.

Converta $1\frac{1}{3}$ em uma fração imprópria.

$$1 \times 3 = 3 + 1 = 4$$

$$1\frac{1}{3} = \frac{4}{3}$$

Nossa razão é 4:3.

Lê-se "4 está para 3".

Também podemos escrever números decimais como razões. Para tanto, precisamos converter o número decimal em uma fração:

Escreva 0,25 como uma razão.

O número mais à direita está na casa dos centésimos, então devemos escrever nossa fração como $\frac{25}{100}$.

Nossa razão é 25:100.

Lê-se "25 está para 100".

Também podemos escrever porcentagens como razões. Uma vez que sabemos que porcentagens sempre tratam do número 100, tudo o que devemos fazer é escrever o valor da porcentagem à esquerda dos dois pontos e 100 à direita dos dois pontos.

Escreva 17% como uma razão.

Nossa razão é 17:100.

Lê-se "17 está para 100".

>> Agora é a sua vez!

Escreva como razões os itens a seguir.

1. Você trabalha 8 horas por dia ....
2. $\frac{2}{7}$ ....
3. $1\frac{3}{4}$ ....
4. 0,5 ....
5. 75% ....

≫ Proporções

Proporções são usadas para escrever sentenças matemáticas para dois conjuntos de números que têm o mesmo valor (são iguais). Ao se trabalhar com razões, assim como ao se trabalhar com frações, é preferível simplificar à forma irredutível sempre que possível. Podemos usar a redução para escrever um exemplo de proporção. Por exemplo, a fração $\frac{25}{100}$ tem o mesmo valor que a fração $\frac{1}{4}$, a qual pode ser escrita como uma proporção de frações. Nossa proporção de frações é $\frac{25}{100} = \frac{1}{4}$. Ao escrever proporções de razões, utilizamos os dois pontos duplos (::) entre duas razões, os quais são lidos da forma "assim como". Utilizando os mesmos números, nossa proporção de razões é 25 : 100 :: 1 : 4, o que se lê como "25 está para 100, assim como 1 está para 4".

Nossa proporção de razões é 25 : 100 :: 1 : 4.

Lê-se "25 está para 100, assim como 1 está para 4".

Vamos escrever uma proporção de frações.

EXEMPLO

Simplifique a fração $\frac{3}{9}$ e escreva uma proporção de frações.

$\frac{3}{9}$ pode ser simplificada para a forma $\frac{1}{3}$

Nossa proporção de frações é

$\frac{3}{9} = \frac{1}{3}$

Agora vamos escrever uma proporção de razões.

Simplifique a razão 3:9 e escreva uma proporção de razões.

3:9 pode ser simplificada para a forma 1:3

Nossa proporção de razões é

3 : 9 :: 1 : 3

≫ Agora é a sua vez!

Simplifique a fração, ou a razão à sua forma irredutível; escreva suas respostas como proporções.

1. 75:100 ....
2. $\frac{50}{100}$ ....
3. 15:45 ....
4. $\frac{12}{144}$ ....
5. 8:24 ....

❯❯ Multiplicação cruzada

Frequentemente utilizamos a multiplicação cruzada para encontrar valores em proporções. Usando nosso exemplo anterior, $\frac{25}{100} = \frac{1}{4}$, vamos montar uma equação que envolva multiplicação cruzada com um valor desconhecido.

$$\frac{25}{100} = \frac{1}{?}$$

A fim de descobrir qual é o valor que falta, realizamos a multiplicação cruzada. Visualize-a como o símbolo de multiplicação, ×, com setas.

$$\frac{25}{100} \bowtie \frac{1}{?}$$

Elabore e desenvolva sua equação com a multiplicação cruzada.

$$25 \times ? = 100 \times 1$$

Uma vez que sabemos que os dois lados da proporção original são iguais, temos que

$$100 \times 1 = 100 \quad \text{e} \quad 25 \times ? = 100$$

Para obter o valor da incógnita, simplesmente dividimos nossa equação por 25. O número 25 foi associado com o valor desconhecido pela multiplicação cruzada $25 \times ?$. Sempre dividimos os dois lados de uma equação obtida com multiplicação cruzada pelo número associado à incógnita (lembre-se de que divisões podem ser escritas como frações).

$$\frac{25 \times ?}{25} = \frac{100}{25}$$

mas

$$25 \div 25 = 1 \quad \text{e} \quad 100 \div 25 = 4$$

$$? = 4$$

Vamos analisar um exemplo.

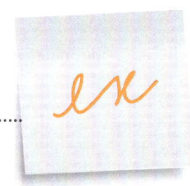

EXEMPLO

Usando a multiplicação cruzada, encontre o valor da incógnita.

$$\frac{2}{3} = \frac{4}{?}$$

Elabore e desenvolva a multiplicação cruzada.

$$\frac{2}{3} \bowtie \frac{4}{?}$$

$$3 \times 4 = 12 \quad \text{e} \quad 2 \times ? = 12$$

Divida os dois lados da equação por 2.

$$\frac{2 \times ?}{2} = \frac{12}{2}$$

ou

$$2 \div 2 = ? \quad \text{e} \quad 12 \div 2 = 6$$

$$? = 6$$

Agora é a sua vez!

Utilizando a multiplicação cruzada, encontre o valor da incógnita.

1. $\dfrac{5}{25} = \dfrac{1}{?}$ ....

2. $\dfrac{?}{36} = \dfrac{1}{2}$ ....

3. $\dfrac{9}{12} = \dfrac{?}{4}$ ....

4. $\dfrac{?}{45} = \dfrac{3}{5}$ ....

5. $\dfrac{3}{7} = \dfrac{9}{?}$ ....

DICA

A conversão entre decimais e porcentagens pode ser realizada manualmente com facilidade. Uma vez que existem 2 zeros em 100, podemos simplesmente mover a vírgula duas casas.

Exemplo:
Podemos converter 0,47 em uma porcentagem movendo a vírgula duas casas para a **direita** e adicionando o sinal de porcentagem.

2 casas para a direita

$0,47 = 47\%$

Podemos converter 47% (porcentagem) em um número decimal movendo a vírgula duas casas para a **esquerda** e removendo o sinal de porcentagem.

2 casas decimais para a esquerda

$47\% = 0,47$

Quando a vírgula se move para a esquerda, o sinal de porcentagem é removido.

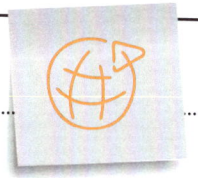

APLICAÇÃO

Situação 1

A clínica médica em que você trabalha se voluntaria para preparar um café da manhã à base de panquecas na comunidade para veteranos de guerra feridos. Você e outros dois colegas estão encarregados de comprar a comida. Para poupar dinheiro, vocês vasculham anúncios de mercados em busca de promoções e cupons para os itens que precisam.

Espera-se a participação de cerca de 50 adultos, incluindo seu pessoal. Como uma precaução, para garantir que haja comida suficiente, um membro da equipe sugeriu adicionar 15% ao número total de participantes.

Qual é o número total de convidados que se espera com os 15% adicionados (arredonde sua resposta)? ....

Você precisa de 3 kg de farinha de trigo para fazer as panquecas. A farinha só é vendida em pacotes de 2 kg. Será necessário comprar 2 pacotes de 2 kg, resultando em um total de 4 kg de farinha. Qual porcentagem de farinha não será usada? ....

Se o pacote de 2 kg de farinha custa R$3,47 e você ganha um desconto de 12% em cada pacote, qual é o custo total da farinha? ....

Um pacote contendo 20 salsichas de peru custa R$6,30. Se cada convidado comer três salsichas, qual o total de pacotes de salsicha que você precisará comprar? ....

Escreva uma razão do total de convidados pelo total de salsichas. ....

Qual é o preço total de salsicha que você precisa comprar? ....

Se você tem um cupom de R$1,00 de desconto para cada pacote de salsicha, qual é a porcentagem de desconto de cada pacote? ....

Situação 2
Panquecas de bananas e nozes

Reescreva cada ingrediente como um decimal; inclua as unidades de medida (por exemplo, xícaras, colheres de chá, etc.).

2½ xícaras de farinha de trigo

½ xícara de açúcar

½ colher de chá de bicarbonato de sódio

¼ colher de sal

2 ovos

1 xícara de nozes

2 bananas

⅓ xícaras de manteiga

1 xícara de açúcar de confeiteiro

A área da saúde e os números

Profissionais da saúde precisam, por exemplo, preparar soro para ser usado em pacientes alérgicos. O uso de razões é necessário porque cada paciente necessita de um soro específico para suas alergias. As porções da mistura do soro para alergias serão calculadas usando-se razões.

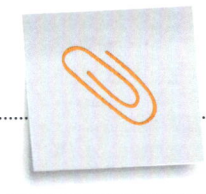

JUNTANDO TUDO

- Um número decimal, assim como uma porcentagem, é uma parte de um número inteiro.
- Cada número escrito com uma vírgula possui um valor diferente associado a cada posição da vírgula.
- Para converter um número decimal em uma porcentagem, multiplique por 100.
- Para converter uma porcentagem em um número decimal, divida por 100.
- Porcentagens estão sempre relacionadas ao número 100.
- Números decimais são escritos com uma vírgula (,), porcentagens são escritas com um sinal de porcentagem (%) e razões são escritas com dois pontos (:).
- Uma razão é como uma fração, um decimal, ou uma porcentagem, uma vez que representa uma parte de um todo.
- Uma razão é uma expressão matemática de como dois números se comparam.
- Ao ler uma razão, os dois pontos são lidos como "está para".
- Proporções são usadas para escrever sentenças matemáticas para dois conjuntos de números que são iguais.
- Ao escrever proporções de razões, utilizamos os dois pontos duplos (::) entre duas razões.
- Razões e proporções devem ser simplificadas à forma reduzida.
- A multiplicação cruzada é usada para encontrar valores desconhecidos em proporções.

» Atividades

1. Responda verdadeiro ou falso para as seguintes afirmações:
   a. Uma porcentagem é uma parte de 100.
   b. Para converter um número decimal em uma porcentagem, deve-se sempre multiplicar por 50.
   c. Para expressar números decimais como razões, deve-se converter o número decimal em uma fração.
   d. A multiplicação cruzada é usada para encontrar valores desconhecidos em proporções.
   e. Razões nunca devem ser simplificadas à forma reduzida.
   f. Para expressar uma razão, deve-se sempre usar o símbolo %.

2. Converta os seguintes números decimais em porcentagens.
   a. 0,25
   b. 1
   c. 0,02
   d. 0,15
   e. 0,97

3. Converta as seguintes porcentagens em números decimais.

   a. 401 ....
   b. 1 ....
   c. 45% ....
   d. 225% ....
   e. 6% ....

Razões

4. Escreva como razões os itens a seguir.

   a. Você trabalha 40 horas por semana ....
   b. $\dfrac{4}{9}$ ....
   c. $2\dfrac{15}{17}$ ....
   d. 0,15 ....
   e. 82% ....

Proporções

5. Simplifique a fração ou a razão à forma reduzida; escreva suas respostas como proporções.

   a. $\dfrac{10}{500}$ ....
   b. 7:49 ....
   c. $\dfrac{40}{360}$ ....
   d. 2:4 ....
   e. $\dfrac{75}{300}$ ....

Multiplicação cruzada

6. Utilizando a multiplicação cruzada, resolva para o valor desconhecido.

   a. $\dfrac{5}{7}=\dfrac{10}{?}$ ....
   b. $\dfrac{?}{3}=\dfrac{4}{6}$ ....
   c. $\dfrac{7}{9}=\dfrac{?}{54}$ ....
   d. $\dfrac{?}{64}=\dfrac{1}{8}$ ....
   e. $\dfrac{3}{5}=\dfrac{9}{?}$ ....

7. Resolva o problema a seguir.

   Você trabalha nos finais de semana em uma clínica de emergência de atendimento pós-expediente. A clínica fica aberta das 19h até as 7h, 7 dias por semana. Seus dias de trabalho são domingo, terça-feira, quinta-feira e sábado, das 19h até as 11h.

   A clínica atendeu 210 pacientes nos últimos 30 dias; 120 eram homens e 90 eram mulheres; 45 pacientes homens e 15 pacientes mulheres tinham idade entre 18 e 25 anos.

   a. Quantas horas por semana a clínica fica aberta? ....
   b. Quantas horas por semana você trabalha? ....
   c. Escreva uma razão das horas do seu trabalho pelas horas de funcionamento da clínica. ....

d. Utilize a multiplicação cruzada para obter o valor da incógnita, depois escreva sua resposta como uma porcentagem e arredonde para um número inteiro (essa será a porcentagem das horas de funcionamento da clínica em que você trabalha). ....

e. Qual é a razão de pacientes homens para pacientes mulheres? Reduza sua resposta, se possível. ....

f. Escreva uma proporção de razões usando suas respostas da questão anterior. ....

g. Utilizando sua resposta reduzida da questão proposta na letra *e*, escreva a razão como uma fração, converta a fração em um número decimal e então converta o número decimal em uma porcentagem.

Fração ....

Número decimal ....

Porcentagem ....

capítulo 8

Sistemas de unidades

Sistemas de unidades distintos utilizam tipos de unidades de medida específicos, cada um com seu próprio nome e valor. O sistema de unidades padrão americano é o mais utilizado nos Estados Unidos. O sistema métrico é usado em muitos outros países e na profissão médica. Em seu trabalho como profissional da área da saúde, você precisará saber como converter um sistema de unidades em outro. No Capítulo 8, você conhecerá diferentes sistemas de unidades e aprenderá a convertê-los entre si, o que inclui trabalhar com temperaturas e tempo.

Objetivos de aprendizagem

- Entender e explicar o sistema de unidades padrão americano.
- Entender e explicar o sistema métrico de unidades.
- Realizar conversões dentro dos sistemas de unidade americano e métrico e converter um em outro.
- Converter entre si as temperaturas Celsius e Fahrenheit.
- Converter entre si os sistemas de unidades de tempo de 12 horas (padrão americano) e de 24 horas (internacional).

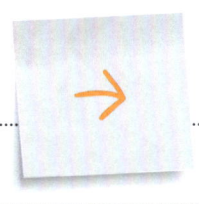

PARA COMEÇAR

- » **Centi** Prefixo utilizado no sistema métrico para representar um centésimo.
- » **Conversão** Mudança de um sistema para outro com mesmo valor.
- » **Grama** Termo usado no sistema métrico para medidas de massa.
- » **Litro** Termo usado para descrever volume.
- » **Micro** Prefixo usado no sistema métrico para representar um milionésimo.
- » **Mili** Prefixo usado no sistema métrico para representar um milésimo.
- » **Quilo** Prefixo usado no sistema métrico para representar um milhar.
- » **Sistema americano** O sistema de unidades utilizado nos Estados Unidos.
- » **Sistema métrico** Sistema de unidades baseado em múltiplos de dez usado na indústria médica e na maioria dos países fora dos Estados Unidos.
- » **Unidade de medida** Divisão de qualquer quantidade que representa um padrão de medida aceito.

»Trabalhando com conversões*

Como profissional da área da saúde, trabalhar com conversões será parte das suas responsabilidades diárias. Conversões são mudanças de uma unidade de medida para outra de valor equivalente. Um exemplo seria trocar uma nota de R$20,00. Quer você troque por duas notas de R$10,00 ou por quatro de R$5,00, você ainda terá R$20,00. Você converteu um tipo de nota em outro. O segredo para trabalhar com conversões é entender o valor das unidades que você está convertendo. Trabalharemos com conversões ao longo deste capítulo conforme aprendermos os diferentes sistemas de unidades.

» Sistema de unidades padrão americano

O sistema de unidades padrão americano é o mais utilizado nos Estados Unidos para medir e pesar itens. Exemplos da sua utilização incluem uma xícara de leite, um galão de leite ou um quarto de galão de óleo de motor. Uma unidade de medida é uma medida ou valor particular, como colher de chá, colher de sopa, onça, xícara, ou libra. Ela pode ser denotada usando-se uma abreviação específica. É extremamente importante que você inclua a unidade de medida ou a abreviação correta para cada item ao registrar medidas. Agora vamos conhecer o sistema de unidades padrão americano para líquidos usando a Tabela 8.1.

---

* N. de E.: Por se tratar da tradução de uma obra americana, nem todas as unidades de medida apresentadas neste capítulo são utilizadas no Brasil. Optamos por não excluir essas unidades de medida da edição brasileira para manter a coerência com a obra original em inglês e por entendermos que essas informações não prejudicam a compreensão do leitor – pelo contrário, elas enriquecem seu universo de conhecimento.

Tabela 8.1 » Sistema de unidades padrão americano

Unidade de medida de líquidos	Abreviação	Medidas equivalentes
gota	gota	
colher de chá	c.chá	60 gotas = 1 c.chá
colher de sopa	csp	3 c.chá = 1 csp
onça	oz	2 csp = 1 oz
xícara	xic	8 oz = 1 xic
pinta	pt	2 xic = 1 pt
quarto	qt	2 pt = 1 qt
galão	gal	4 qt = 1 gal

Agora que conhecemos o sistema de unidades padrão americano para líquidos, podemos aprender como converter diferentes unidades de medida. Para realizarmos conversões, precisamos conhecer o fator de conversão. Um fator de conversão descreve, em unidades, a relação de equivalência entre sistemas diferentes. Assim, se precisarmos converter xícaras em onças, o fator de conversão seria 8 onças em 1 xícara. Podemos elaborar e resolver nossas conversões usando tanto proporções de frações quanto proporções de razões. Lembre-se de que trabalhamos com proporções no Capítulo 7.

Vamos fazer um exemplo usando cada método, e então você poderá decidir qual deles funciona melhor para você.

EXEMPLO

Usando **proporção de frações**, converta 2 xícaras em onças.

PASSO 1 Determine o fator de conversão e o escreva como uma fração. Sempre posicione o número 1 como o numerador e o escreva à esquerda da equação. Aqui, o numerador é 1 xícara e o denominador é 8 onças.

$$\frac{1 \text{ xícara}}{8 \text{ onças}} = -$$

PASSO 2 Monte a segunda fração com o valor desconhecido como denominador e posicione-a ao lado direito da equação.

$$\frac{1 \text{ xícara}}{8 \text{ onças}} = \frac{2 \text{ xícaras}}{?}$$

PASSO 3 Anule as unidades iguais.

$$\frac{1 \text{ \cancel{xícara}}}{8 \text{ onças}} = \frac{2 \text{ \cancel{xícaras}}}{?}$$

PASSO 4 Realize a multiplicação cruzada.

$$\frac{1}{8 \text{ onças}} \bowtie \frac{2}{?}$$

$1 \times ? = ?$

$8 \text{ onças} \times 2 = 16 \text{ onças}$

(continua)

PASSO 5 Obtenha o valor desconhecido.

$1 \times ? = ?$

8 onças $\times$ 2 = 16 onças

? = 16 onças

Resposta: 2 xícaras = 16 onças

EXEMPLO

Utilizando **proporção de razões**, converta 2 xícaras em onças.

PASSO 1 Determine o fator de conversão, **com o número 1 sempre do lado esquerdo da primeira razão**, e escreva a razão à esquerda dos dois pontos duplos na equação.

1 xícara : 8 onças ::

PASSO 2 Monte a segunda razão com o valor desconhecido no seu lado direito e escreva a razão à direita dos dois pontos duplos.

1 xícara : 8 onças :: 2 xícara : ? onças

PASSO 3 Anule as unidades iguais.

1 ~~xícara~~ : 8 onças :: 2 ~~xícara~~ : ?

PASSO 4 Multiplique os valores externos e os valores internos (isto é equivalente a multiplicar usando o método da proporção de frações $\frac{1}{8 \text{ onças}}$ ⋈ $\frac{2}{?}$).

Valores internos
↓ ↓
1 : 8 onças :: 2 : ?
↑ ↑
Valores externos

Valores internos: $1 \times ? = ?$

Valores externos: 8 onças $\times$ 2 = 16 onças

PASSO 5 Obtenha o valor desconhecido.

Valores internos: $1 \times ? = ?$

? = 16 onças

Resposta: há 16 onças em 2 xícaras

Agora vamos ver mais um exemplo usando cada método.

EXEMPLO

Usando **proporção de frações**, converta 2 xícaras em colheres de sopa.

Primeiramente, precisamos determinar quantas colheres de sopa existem em 1 xícara. Sabemos que há 2 colheres de sopa em 1 onça e que existem 8 onças em 1 xícara.

PASSO 1 Determine o fator de conversão e o escreva como uma fração. Sempre posicione o número 1 como o numerador e o escreva à esquerda da equação.

$$\frac{1 \text{ onça}}{2 \text{ colheres de sopa}} = \underline{}$$

PASSO 2 Monte a segunda fração com o valor desconhecido como denominador e posicione-a ao lado direito da equação.

$$\frac{1 \text{ onça}}{2 \text{ colheres de sopa}} = \frac{8 \text{ onças}}{?}$$

PASSO 3 Anule as unidades iguais.

$$\frac{1 \; \cancel{\text{onça}}}{2 \text{ colheres de sopa}} = \frac{8 \; \cancel{\text{onças}}}{?}$$

PASSO 4 Realize a multiplicação cruzada.

$$\frac{1}{2 \text{ colheres de sopa}} \bowtie \frac{8}{?}$$

$1 \times ? = ?$

8 colheres de sopa $\times$ 2 = 16 colheres de sopa

PASSO 5 Obtenha o valor desconhecido.

$1 \times ? = ?$

8 colheres de sopa $\times$ 2 = 16 colheres de sopa

? = 16 colheres de sopa

Resposta: 1 xícara = 16 colheres de sopa

PASSO 6 Resolva a equação.

2 xícaras = ? colheres de sopa

Precisamos saber quantas colheres de sopa existem em 2 xícaras. Sabemos que há 16 colheres de sopa em 1 xícara, então podemos multiplicar por 2 nossa resposta para descobrir o valor desconhecido.

16 colheres de sopa $\times$ 2 = 32 colheres de sopa

OU

Podemos elaborar outra equação com fator de conversão e desenvolver os passos de 1 a 5 novamente.

(continua)

$$\text{Passo 1} \longrightarrow \boxed{\frac{1 \text{ xícara}}{16 \text{ colheres de sopa}}} = \boxed{\frac{2 \text{ xícaras}}{?}} \longleftarrow \text{Passo 2}$$

$$\text{Passo 3} \longrightarrow \frac{1 \text{ xícara}}{16 \text{ colheres de sopa}} = \frac{2 \text{ xícaras}}{?}$$

$$\text{Passo 4} \longrightarrow \frac{1}{16 \text{ colheres de sopa}} \diagdown\!\!\!\!\diagup \frac{2}{?}$$

Passo 5 ⟶ 1 × ? = ?
⟶ 16 colheres de sopa × 2 = 32 colheres de sopa

? = 32 colheres de sopa

Resposta: 2 xícaras = 32 colheres de sopa

EXEMPLO

Utilizando **proporção de razões**, converta 2 xícaras em colheres de sopa.

Primeiramente, precisamos determinar quantas colheres de sopa existem em 1 xícara. Sabemos que há 2 colheres de sopa em uma onça e 8 onças em uma xícara.

PASSO 1 Determine o fator de conversão e o escreva à esquerda dos dois pontos duplos na equação.

1 onça : 2 colheres de sopa ::

PASSO 2 Monte a segunda razão com o valor desconhecido no seu lado direito e escreva a razão à direita dos dois pontos duplos.

1 onça : 2 colheres de sopa :: 8 onças : ?

PASSO 3 Anule as unidades iguais.

1 onça : 2 colheres de sopa :: 8 onças : ?

PASSO 4 Multiplique os valores externos e os valores internos (isto é equivalente a realizar a multiplicação cruzada, usando o método da proporção de frações $\frac{1}{2 \text{ colheres de sopa}} \diagdown\!\!\!\!\diagup \frac{8}{?}$).

Valores internos
↓   ↓
1 : 2 colheres de sopa :: 8 : ?
↑   ↑
Valores externos

Valores internos: 1 × ? = ?

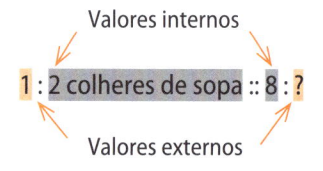

Valores externos: 2 colheres de sopa × 8 = 16 colheres de sopa

PASSO 5 Obtenha o valor desconhecido.

Valores internos: 1 × ? = ?

Valores externos: 2 colheres de sopa × 8 = 16 colheres de sopa

? = 16 colheres de sopa

Resposta: 1 xícara = 16 colheres de sopa

PASSO 6 Resolva a equação.

2 xícaras = ? colheres de sopa

Precisamos saber quantas colheres de sopa existem em 2 xícaras. Há 16 colheres de sopa em 1 xícara, então podemos multiplicar nossa resposta por 2 para descobrir o valor desconhecido.

16 colheres de sopa × 2 = 32 colheres de sopa

OU

Podemos elaborar outra equação com fator de conversão e desenvolver os passos de 1 a 5 novamente.

Passo 1 ⟶ 1 xícara : 16 colheres de sopa :: 2 xícaras : ? ⟵ **Passo 2**

Passo 3 ⟶ 1 x̶í̶c̶a̶r̶a̶ : 16 colheres de sopa :: 2 x̶í̶c̶a̶r̶a̶s̶ : ?

Passo 4 ⟶ 1 : 16 colheres de sopa :: 2 : ?

Passo 5 ⟶ 1 × ? = ?
⟶ 16 colheres de sopa × 2 = 32 colheres de sopa
? = 32 colheres de sopa

Resposta: 2 xícaras = 32 colheres de sopa

>> Agora é a sua vez!

1. Responda às seguintes perguntas sobre medidas do sistema padrão americano. Converta quando necessário e certifique-se de incluir as unidades na sua resposta (por exemplo, oz, c.chá, xíc)

    a. Quantas onças existem em 1 xícara? ....

    b. Quantas pintas existem em 2 quartos? ....

    c. Quantas colheres de chá existem em 1 colher de sopa? ....

d. Quantas gotas existem em 3 colheres de chá? ....
e. Quantas colheres de sopa existem em 4 onças? ....
f. Quantas colheres de chá existem em 1 onça? ....
g. Quantos quartos existem em 1 galão? ....
h. Quantas onças existem em 5 xícaras? ....
i. Quantas xícaras existem em 1 quarto? ....
j. Quantas pintas existem em 3 quartos? ....

» Sistema métrico de unidades

O sistema métrico é usado em todas as profissões médicas e científicas e é o sistema de unidades mais utilizado na maioria dos países. Como dito anteriormente, um profissional da saúde deve ser capaz de converter os sistemas entre si. O sistema métrico é constituído por múltiplos de 10, assim como o sistema numérico adotado nos Estados Unidos. A principal diferença entre eles está nos termos usados para identificar valores. Ao trabalhar com pesos (sólidos), o sistema métrico utiliza o termo "grama" e o sistema americano emprega o termo "libra". Ao trabalhar com volume (líquidos), o sistema métrico utiliza o termo "litro" e o sistema americano emprega "quarto".

O sistema métrico usa prefixos para identificar valores associados a gramas e litros. A Tabela 8.2 lista os prefixos, os termos, as abreviações e os valores do sistema métrico que são mais frequentemente usados nas conversões efetuadas por profissionais da área da saúde.

Tabela 8.2 » Valores do sistema métrico

Prefixo/Termo	quilo-	**grama**	mili-	micro-
Abreviação	kg	**g**	mg	mcg
Valor	1 quilograma (kg) = 1.000 gramas	**1 grama**	1 grama = 1.000 miligramas (mg)	1 miligrama = 1.000 microgramas (mcg)
Prefixo/Termo	quilo-	**litro**	mili-	micro-
Abreviação	kL	**L**	mL	mcL
Valor	1 quilolitro (kL) = 1.000 litros	**1 litro**	1 litro = 1.000 mililitros (mL)	1 mililitro = 1.000 microlitros (mcL)

Observando a Tabela 8.2, podemos notar que cada unidade tem um valor de 1.000. Portanto, se precisarmos converter unidades dentro do sistema métrico, sabemos que estamos trabalhando com valores de 1.000. Ao trabalhar com o sistema métrico, as respostas sempre serão escritas na forma decimal.

Quando estiver realizando conversões, você pode utilizar uma ferramenta mnemônica para converter gramas e litros, como mostrado a seguir:

Para gramas, escreva: kg g mg mcg

Para litros, escreva: kL L mL mcL

Se for necessário converter quilogramas (kg) em miligramas (mg), ou microlitros (mcL) em mililitros (mL), você pode contar quantas casas é preciso deslocar a vírgula para determinar quantas vezes você deve multiplicar ou dividir por 1000.

EXEMPLO

Situação 1
Converta quilogramas em miligramas: kg → g mg mcg (1 2)

Aqui, deslocamos duas casas para a direita ao longo da linha de unidades. Ao movermos para a direita, multiplicamos. Para converter quilogramas em miligramas, é necessário multiplicar por 1.000 duas vezes (o que, na realidade, equivale a multiplicar por 1.000.000).

Situação 2
Converta microlitros em mililitros: kL L mL ← mcL (1)

Aqui, deslocamos uma casa para a esquerda. Ao movermos para a esquerda, dividimos. É necessário dividir por 1.000.

Vamos realizar conversões dentro do sistema métrico.

Situação 3
Converta 0,025 gramas em miligramas.

PASSO 1 Escreva a linha de unidades associadas a gramas:

  kg g mg mcg

PASSO 2 Determine quantas casas deve-se deslocar a vírgula e em qual direção.

  kg g → mg mcg

Você precisa mover uma casa para a direita, logo, é necessário multiplicar por 1.000.

PASSO 3 Realize a conversão multiplicando 0,025g por 1.000.

  0,025 g × 1.000 = 25 mg

Situação 4
Converta 175 mililitros em litros

PASSO 1 Escreva a linha de unidades associadas a litros:

  kL L mL mcL

PASSO 2 Determine quantas casas deve-se deslocar a vírgula e em qual direção.

  kL L ← mL mcL

Você precisa mover uma casa para a esquerda, logo, é necessário dividir por 1.000.

PASSO 3 Realize a conversão dividindo 175 mL por 1.000.

  175 mL ÷ 1000 = 0,175 L

>> Agora é a sua vez!

1. Efetue as seguintes conversões dentro do sistema métrico.

    a. Converta 0,025 mcg em mg ....
    b. Converta 0,0375 mL em L ....
    c. Converta 500 kg em g ....
    d. Converta 2.500 g em mg ....
    e. Converta 750 mL em mcL ....
    f. Converta 0,005 mg em kg ....
    g. Converta 650 kL em L ....
    h. Converta 450 kg em g ....
    i. Converta 0,001 mL em L ....
    j. Converta 100 g em mg ....

>> Conversão entre os sistemas de unidades padrão americano e métrico

Agora que aprendemos a realizar conversões dentro dos sistemas americano e métrico, podemos aprender como converter entre os dois sistemas. Para converter corretamente entre os sistemas americano e métrico, é necessário conhecer os fatores de conversão de medidas equivalentes entre os dois sistemas, listados na Tabela 8.3.

Tabela 8.3 >> Medidas equivalentes entre o sistema métrico e o sistema americano

Sistema padrão americano	Sistema métrico
Unidade de medida	Medidas métricas equivalentes
Líquidos	
gota	20 gotas = 1 mL
colher de chá 60 gotas = 1 c.chá	5 mL = 1 colher de chá
colher de sopa 3 c.chá = 1 csp	15 mL = 1 colher de sopa

(continua)

Tabela 8.3 » **Medidas equivalentes entre o sistema métrico e o sistema americano**

Sistema padrão americano	Sistema métrico
onça	30 mL = 1 onça
2 csp = 1 oz	
xícara	240 mL = 1 xícara
8 oz = 1 xic	
Sólidos	
libra	1 kg = 2,2 libras
1 colher de chá	5 gramas
1 onça	28,35 gramas

Usando a Tabela 8.3, vamos converter entre si os sistemas padrão americano e métrico.

EXEMPLO

Converta 2 colheres de chá em mL.

Observando a Tabela 8.3, sabemos que há 5 mL em 1 colher de chá. Para determinar quantos mL existem em 2 colheres de chá, multiplicamos 5 mL por 2.

1 c.chá = 5 mL

5 mL × 2 = 10 mL

Também podemos fazer a conversão utilizando o método da proporção de frações ou da proporção de razões.

» Método da proporção de frações

Elabore uma equação com fator de conversão e a desenvolva seguindo os 5 passos a seguir.

Passo 1 ⟶ $\dfrac{1 \text{ c.chá}}{5 \text{ mL}} = \dfrac{2 \text{ c.chá}}{?}$ ⟵ Passo 2

Passo 3 ⟶ $\dfrac{1 \text{ c.chá}}{5 \text{ mL}} = \dfrac{2 \text{ c.chá}}{?}$

Passo 4 ⟶ $\dfrac{1}{5 \text{ mL}} \boxtimes \dfrac{2}{?}$

Passo 5 ⟶ 1 × ? = ?
　　　　　　5 mL × 2 = 10 mL
　　　　　　? = 10 mL

Resposta: 2 colheres de chá = 10 mL

» Método da proporção de razões

Elabore uma proporção de razões para a conversão e a desenvolva seguindo os 5 passos a seguir.

Passo 1 → 1 c.chá : 5 mL :: **Passo 2** → 2 c.chá : ?

Passo 3 → 1 c.chá : 5 mL :: 2 c.chá : ?

Passo 4 → 1 : 5 mL :: 2 : ?

Passo 5 →
1 × ? = ?
5 mL × 2 = 10 mL
? = 10 mL

Resposta: 2 colheres de chá = 10 mL

Vamos fazer mais um exemplo para nos certificarmos de que aperfeiçoamos o método.

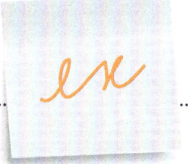

EXEMPLO

Converta 4 onças em mL.

Observando a Tabela 8.3, sabemos que há 30 mL em 1 onça. Para determinar quantos mL existem em 4 onças, multiplicamos 30 mL por 4.

1 oz = 30 mL

30 mL × 4 = 120 mL

Também podemos solucionar a conversão utilizando o método da proporção de frações ou da proporção de razões.

» Método da proporção de frações

Elabore uma equação com fator de conversão e a desenvolva seguindo os 5 passos.

Passo 1 → $\frac{1 \text{ oz}}{30 \text{ mL}}$ = $\frac{4 \text{ oz}}{?}$ ← **Passo 2**

Passo 3 → $\frac{1 \text{ oz}}{30 \text{ mL}} = \frac{2 \text{ oz}}{?}$

Passo 4 → $\frac{1}{30 \text{ mL}}$ ⊠ $\frac{4}{?}$

Passo 5 →
1 × ? = ?
30 mL × 4 = 120 mL
? = 120 mL

Resposta: 4 onças = 120 mL

>> Método da proporção de razões

Elabore uma proporção de razões para a conversão e a desenvolva seguindo os 5 passos a seguir.

Passo 1 ⟶ 1 oz. : 30 mL :: 4 oz : ? ⟵ Passo 2

Passo 3 ⟶ 1 o̶z̶. : 30 mL :: 4 o̶z̶ : ?

Passo 4 ⟶ 1 : 30 mL :: 4 : ?

Passo 5 ⟶ 1 × ? = ?
30 mL × 4 = 120 mL
? = 120 mL

Resposta: 4 onças = 120 mL

>> Agora é a sua vez!

1. Realize as conversões entre os sistemas métrico e padrão americano.

    a. Converta 1 xícara em mL
    b. Converta 2 csp em mL
    c. Converta 15 mL em c.chá
    d. Converta 360 mL em oz
    e. Converta 12 lbs (libras) em kg
    f. Converta 480 mL em xícaras
    g. Converta 45 mL em csp.
    h. Converta 6 c.chá em mL e gramas
    i. Converta 5 oz em mL e gramas
    j. Converta 25 kg em lbs.

≫ Temperatura

Nos Estados Unidos, temperaturas são medidas em Fahrenheit (°F) e, no sistema métrico, temperaturas são medidas em Celsius (°C). Novamente, é necessário converter os dois sistemas um no outro. Para convertermos temperaturas, utilizamos fórmulas. As fórmulas usadas para converter de Fahrenheit (°F) em Celcius (°C) e Celsius (°C) em Fahrenheit (°F) estão listadas na Tabela 8.4.

Tabela 8.4 ≫ Fórmulas de conversão de temperatura

Fahrenheit (°F) para Celsius (°C)
°F − 32 ÷ 1,8 = °C
Celsius (°C) para Fahrenheit (°F)
°C × 1,8 + 32 = °F

Para converter temperaturas entre os sistemas, escreva as fórmulas com lacunas nos valores. Separe os passos para garantir que nenhum foi esquecido.

EXEMPLO

Converta 98,6 °F em °C

PASSO 1 Elabore a fórmula com lacunas nos valores:

°F − 32 ÷ 1,8 = °C

torna-se

.... °F − 32 = ... e, então, ... ÷ 1,8 = ... °C

PASSO 2 Preencha as lacunas e desenvolva as contas.

98.6 °F − 32 = **66,6** e **66,6** ÷ 1,8 = **37**°C

Agora vamos converter Celsius (°C) em Fahrenheit (°F).

EXEMPLO

Converta 40 °C em °F

PASSO 1 Elabore a fórmula com lacunas nos valores:

°C × 1,8 + 32 = °F

torna-se

.... °C × 1,8 = ... e, então, ... + 32 = ... °F

PASSO 2 Preencha as lacunas e desenvolva as contas.

40 °C × 1,8 = **72** e, então, **72** + 32 = **104** °F

>> Agora é a sua vez!

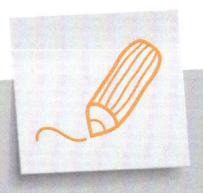

1. Converta as temperaturas (arredonde para a dezena mais próxima, quando necessário).
   a. Converta 83,7 °F em °C ....
   b. Converta 17,8 °C em °F ....
   c. Converta 72,4 °F em °C ....
   d. Converta 38,5 °C em °F ....
   e. Converta 212 °F em °C ....
   f. Converta 98,6 °F em °C ....
   g. Converta 42,6 °C em °F ....
   h. Converta 125 °F em °C ....
   i. Converta 72,5 °C em °F ....
   j. Converta 63 °F em °C ....

>> Tempo*

Nos Estados Unidos, o sistema de tempo mais utilizado é o de 12 horas que utiliza as siglas "a.m." e "p.m.". Da meia-noite ao meio-dia, as horas são representadas pelos números 1:00 a 11:59 seguidos por a.m. (abreviação de *ante meridiem*, "antes do meio-dia"). Do meio-dia à meia-noite, esses números são seguidos de p.m. (abreviação de *post meridiem*, "após o meio-dia"). A área médica usa o sistema de tempo com 24 horas, também chamado de tempo universal. Nele os instantes são registrados utilizando-se os números de 00:00 a 23:59. Assim, 9:15 a.m., por exemplo, torna-se 09:15 e é lido como "nove horas e quinze minutos".

Apenas após o meio-dia os horários do sistema de 24 horas diferem dos do sistema de 12 horas. Para converter o horário do sistema de 12 horas para o do de 24 horas após o meio-dia, adicione 12:00. Por exemplo, 2:00 p.m. é registrado como 14:00 e lido como "quatorze horas"; 2:30 p.m. é 14:30 e lido como "quatorze horas e trinta minutos", etc. A Tabela 8.5 mostra os dois sistemas de tempo.

---

* N. de E.: No Brasil, tanto o sistema de 12 horas quanto o de 24 horas são comumente usados, embora nosso sistema de 12 horas seja diferente do americano. Em seu ambiente de trabalho, sempre utilize o sistema de 24 horas, pois esse é o padrão adotado na área da saúde.

Tabela 8.5 » **Sistemas de tempo com 12 horas (americano) e 24 horas**

Sistema de tempo com 12 horas	Sistema de tempo com 24 horas
1:00 a.m.	01:00
2:00 a.m.	02:00
3:00 a.m.	03:00
4:00 a.m.	04:00
5:00 a.m.	05:00
6:00 a.m.	06:00
7:00 a.m.	07:00
8:00 a.m.	08:00
9:00 a.m.	09:00
10:00 a.m.	10:00
11:00 a.m.	11:00
12:00 meio dia	12:00
1:00 p.m.	13:00
2:00 p.m.	14:00
3:00 p.m.	15:00
4:00 p.m.	16:00
5:00 p.m.	17:00
6:00 p.m.	18:00
7:00 p.m.	19:00
8:00 p.m.	20:00
9:00 p.m.	21:00
10:00 p.m.	22:00
11:00 p.m.	23:00
12:00 meia noite	00:00

Vamos ver mais alguns exemplos!

EXEMPLO

O horário 11:17 a.m. no sistema de tempo com 12 horas é convertido em 11:17 no sistema de tempo com 24 horas, em que é lido como "onze horas e dezessete minutos".

O horário 3:45 p.m. no sistema de tempo com 12 horas é convertido em 15:45 no sistema de tempo com 24 horas, em que é lido como "quinze horas e quarenta e cinco minutos".

O horário 7:00 p.m. no sistema de tempo com 12 horas é convertido em 19:00 no sistema de tempo com 24 horas, em que é lido como "dezenove horas".

>> Agora é a sua vez!

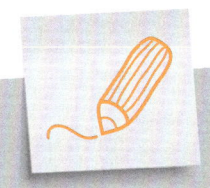

1. Converta os seguintes horários do sistema de tempo de 12 horas no sistema de tempo de 24 horas.

   a. 4:12 a.m. ....
   b. 5:19 p.m. ....
   c. 2:13 p.m. ....
   d. 7:32 a.m. ....
   e. 4:30 p.m. ....
   f. 1:56 a.m. ....
   g. 11:10 p.m. ....
   h. 6:40 p.m. ....
   i. 10:15 a.m. ....
   j. 9:30 p.m. ....

DICA

Ao realizar conversões dentro do sistema métrico, cada posição ao longo da escala representa um fator de 1.000.

Observe o número 1.000. Quantos zeros ele tem? Três, certo?

Para realizar conversões de valores dentro do sistema métrico manualmente, você pode simplesmente mover a vírgula por três casas.

   kg   g   mg   mcg

Por exemplo, ao converter quilogramas em gramas, deve-se mover uma posição para a direita ao longo da escala de valores. Nesse caso, você moveria a vírgula 3 casas para a direita.

Converta 0,3572 quilogramas em gramas.

0,3572 kg = 357,2 g. Movemos a vírgula 3 casas para a direita!

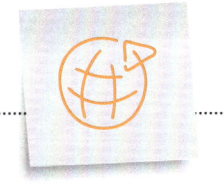

APLICAÇÃO

Situação 1

Sua escola está realizando um jantar de despedida para todos os estudantes de intercâmbio antes de eles retornarem para seus países de origem. Todos os pratos representam a culinária tradicional de diferentes regiões dos Estados Unidos. Sua turma está fazendo uma jambalaya.

(continua)

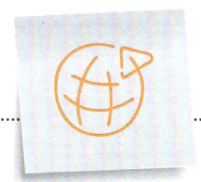

Jambalaya com linguiça e camarão

Converta os seguintes ingredientes no sistema métrico. Arredonde a sua resposta para o décimo mais próximo.

8 oz de linguiça picante ou suave ....

1 xic de pimentão verde picado ....

1½ xic de pimentão vermelho ou amarelo picado ....

1 lb. de camarão grande descascado ....

2 c.chá de sal ....

3 csp de manteiga ....

2½ csp de páprica ....

1 csp de pimenta caiena ....

1 folha de louro ....

1 xic de tomate picado ....

2 xic de cebolinha picada ....

$1\frac{2}{3}$ xic de arroz integral cru ....

3 xic de caldo de galinha ou de legumes ....

Situação 2

O jantar foi um grande sucesso! Todos os estudantes estrangeiros querem levar as receitas para seus países de destino. Vocês fornecem suas receitas em Fahrenheit, mas os intercambistas pedem para que as temperaturas do forno e da geladeira sejam convertidas em Celsius.

Converta as seguintes temperaturas Fahrenheit em Celsius (arredonde para a casa dos décimos mais próxima, quando necessário).

1. Converta 350 °F ....
2. Converta 425 °F ....
3. Converta 42 °F ....
4. Converta 450 °F ....
5. Converta 500 °F ....
6. Converta 72 °F ....
7. Converta 32 °F ....
8. Converta 275 °F ....
9. Converta 325 °F ....
10. Converta 400 °F ....

A área da saúde e os números

Frequentemente, a massa do corpo dos pacientes, quando dada em libras, é convertida em quilogramas.

Muitas vezes, os remédios são dosados pelo peso. As empresas farmacêuticas usam quilogramas porque elas fabricam para muitos países e precisam trabalhar com o sistema mais utilizado mundialmente. Vimos que esse sistema é o métrico. É importante que o profissional da saúde saiba converter o sistema padrão americano no sistema métrico quando necessário.

Um exemplo farmacêutico é: "aplique 5 mg/kg" de um medicamento. Isso deve ser lido como "aplique 5 mg para cada quilograma de massa corporal".

Ao obter e registrar a temperatura de pacientes, geralmente se usa Celsius, e você precisa ser capaz de converter rapidamente Fahrenheit em Celsius.

JUNTANDO TUDO

- » Nos Estados Unidos, usa-se o sistema padrão americano de unidades.
- » A maioria dos outros países e as comunidades médica e científica utilizam o sistema métrico de unidades de medida.
- » O sistema métrico usa múltiplos de 10.
- » O sistema métrico usa prefixos para denotar valores distintos.
- » Profissionais da área da saúde precisam saber converter entre si os sistemas de unidades métrico e padrão americano.
- » Equações de conversão podem ser resolvidas com o método da proporção de frações ou com o método da proporção de razões.
- » Tanto Celsius quanto Fahrenheit são usados para medir temperaturas.
- » A fórmula para converter Fahrenheit em Celsius é °F − 32 ÷ 1,8 = °C.
- » A fórmula para converter Celsius em Fahrenheit é °C × 1,8 + 32 = °F.
- » A maioria dos estabelecimentos médicos usa o sistema de tempo com 24 horas, que pode ser chamado de tempo universal.
- » O sistema de tempo com 24 horas se baseia no dia com 24 horas.

» Atividades

1. Responda verdadeiro ou falso para as seguintes afirmações:
    a. Uma colher de sopa é igual a 10 milímetros.
    b. A comunidade médica usa o sistema métrico de unidades.
    c. O sistema de tempo com 24 horas pode ser chamado de sistema militar.
    d. Quatro quartos são equivalentes a 1 pinta.
    e. A maioria dos países fora dos Estados Unidos usa o sistema padrão americano de unidades.
    f. O sistema métrico usa prefixos para denotar valores distintos.

2. Responda às seguintes questões referentes ao sistema padrão americano.
    a. Quantas pintas há em 4 quartos?
    b. Quantas colheres de chá há em 2 colheres de sopa?
    c. Quantas gotas há em 1 colher de chá?

d. Quantas onças há em 3 xícaras? ....

e. Quantas colheres de chá há em 5 onças? ....

3. Converta os valores listados a seguir nas unidades indicadas.

   a. Converta 0,0075 mcg em mg ....

   b. Converta 0,750 mL em L ....

   c. Converta 500 g em mg ....

   d. Converta 3,75 g em mg ....

   e. Converta 0,0025 L em mL ....

4. Converta entre os sistemas padrão americano e métrico.

   a. Converta 1 xícara em mL ....

   b. Converta 2 c.chá em mL ....

   c. Converta 15 mL em c.chá ....

   d. Converta 360 mL em oz. ....

   e. Converta 12 lbs em kg ....

5. Converta as temperaturas (arredonde para o décimo mais próximo quando necessário).

   a. Converta 78,3 °F em °C ....

   b. Converta 18,2 °C em °F ....

   c. Converta 94,6 °F em °C ....

   d. Converta 25,8 °C em °F ....

   e. Converta 100 °F em °C ....

6. Converta os seguintes horários do sistema de 12 horas no sistema de 24 horas.

   a. 5:30 a.m. ....

   b. 8:50 p.m. ....

   c. 11:49 p.m. ....

   d. 3:15 a.m. ....

   e. 7:45 p.m. ....

7. Resolva o problema a seguir

   Você trabalha como técnico de enfermagem em um centro de reabilitação física. Um novo paciente é transferido para o estabelecimento para fazer 2 semanas de terapia a fim de fortalecer sua perna esquerda. Há 4 dias, ele realizou uma operação de substituição completa de joelho. O paciente tem 67 anos de idade, 1 metro e 72 centímetros de altura e pesa 75 kg. Ele precisa de atendimento 24 horas por dia para reduzir o risco de infecção na região da cirurgia, aliviar a dor e reduzir o inchaço da perna esquerda. As ordens dadas são as seguintes:

   Tomar sinais vitais às 06:00, às 12:00, às 18:00 e às 02:40. Se a temperatura for maior do que 38,3°C, administrar 0,375 gramas de acetaminofeno. Se a temperatura for maior do que 39,4°C, contatar o médico de plantão no grupo de cirurgia ortopédica pelo número 1-555-4DR-BONE.

   Administrar 1 grama de antibióticos intravenosos no período de 1 hora às 08:00 e às 20:00.

Administrar 800 mg de medicação anti-inflamatória oral às 07:00, 15:00 e às 19:00.

Administrar 2 mg de medicação para dor às 04:00, às 10:00, às 16:00 e às às 22:00.

a. Converta os horários para tomar os sinais vitais do paciente no sistema de tempo com 12 horas ....

b. Converta as temperaturas em Fahrenheit ....

c. Converta o peso do paciente em libras ....

d. Converta 1 grama de antibióticos em miligramas ....

capítulo 9

Para terminar

As operações de matemática básica apresentadas nos oito capítulos anteriores deram a você uma base sólida que seguirá sendo construída conforme você aumenta seu conjunto de habilidades matemáticas. Novas habilidades podem incluir vários métodos de cálculo e fórmulas que serão importantes em sua carreira como profissional da saúde. O Capítulo 9 é uma revisão de todos os conteúdos estudados nos Capítulos 1 a 8. Parabéns por seu interesse em aprender mais de 30 habilidades matemáticas. Bom trabalho!

Objetivos de aprendizagem

》 Revisar as habilidades matemáticas apresentadas nos Capítulos 1 a 8.
》 Reforçar o aprendizado do conteúdo apresentado.
》 Avaliar se o conteúdo visto foi bem aprendido.

❯❯ Números, enunciados de problemas e sistemas numéricos

Identificar números e compreender enunciados e sistemas numéricos são habilidades muito importantes. Profissionais da saúde precisam delas para realizar seu trabalho. No Capítulo 1, aprendemos a lidar com os sistemas de números indo-arábicos e romanos, conhecemos os valores numéricos e também vimos como identificar e extrair informações pertinentes a partir de enunciados.

❯❯ Agora é a sua vez!

Faça os seguintes exercícios baseados no Capítulo 1.

1. Liste os oito passos necessários para resolver problemas propostos por enunciados.

   a. .... e. ....
   b. .... f. ....
   c. .... g. ....
   d. .... h. ....

2. Complete as lacunas com o número de dígitos presentes em cada número.

   a. 765 .... b. 52 .... c. 90432 ....

3. Complete as lacunas com os números faltantes na linha da contagem.

   4's: 4, ..., 12, 16, 20, ..., ..., 32, ..., 40.

4. Expresse os dígitos indo-arábicos 6 e 7 como uma fração. ....

5. Liste as regras utilizadas para se trabalhar com números romanos.

   a. ....
   b. ....
   c. ....

6. Converta os seguintes números romanos em números indo-arábicos.

   a. X .... c. XCV ....
   b. LXXXI .... d. XVIII ....

7. Converta os seguintes números indo-arábicos em números romanos.

   a. 77 .... c. 45 ....
   b. 500 ....

❯❯ Operações básicas e números inteiros

No Capítulo 1, aprendemos como os sistemas numéricos funcionam. No Capítulo 2, aprendemos como esses sistemas podem ser usados nas operações matemáticas básicas de adição, subtração, multiplicação e divisão. Percebemos que profissionais da área da saúde usam esses sistemas todos os dias. Também aprendemos como verificar nossas operações matemáticas para obtermos exatidão em nossas respostas.

❯❯ Agora é a sua vez!

Faça os seguintes exercícios baseados nos Capítulos 1 e 2.

1. Encontre as respostas para os cálculos a seguir.
   a. $18 + 8 =$ ....
   b. $43 - 31 =$ ....
   c. $2 \times 54 =$ ....
   d. $264 \div 12 =$ ....

2. Complete as lacunas.
   a. Use .... para verificar o quociente de uma divisão.
   b. A subtração é o inverso da ....
   c. $X \times XIV =$ ....
   d. $C - XXII =$ ....

3. Quatro pessoas se revezam dirigindo em uma viagem de 380 quilômetros para a qual dividem os custos. A gasolina para a viagem custa R$144,00.
   a. Quantos quilômetros cada pessoa dirigirá? ....
   b. Se dois motoristas dirigem por 68 quilômetros cada um, quantos quilômetros faltam para chegar ao seu destino? ....

❯❯ Frações e números mistos

Nos Capítulos 1 e 2, aprendemos sobre valores numéricos e compreendemos como realizar equações com números inteiros. As habilidades básicas de multiplicação e divisão aprendidas no Capítulo 2 nos auxiliaram a entender no Capítulo 3 o que são partes de números inteiros.

>> Agora é a sua vez!

Faça os seguintes exercícios baseados nos Capítulos 1 a 3.

1. Com base em seus conhecimentos sobre frações e números mistos, faça as atividades a seguir.
    a. Expresse os seguintes dígitos como um número inteiro: 8, 5, 7
    b. Expresse os seguintes dígitos como uma fração imprópria: 9, 7
    c. Converta a fração da sua resposta da questão 2 em um número misto.

2. Complete as lacunas.
    a. .... é o termo usado para descrever o número de cima em uma fração.
    b. Um número inteiro e uma fração expressos juntos recebem o nome de ....
    c. .... e .... são conceitos importantes usados ao se trabalhar com frações.

3. Simplifique as frações à sua forma reduzida.
    a. $\frac{88}{99} =$ ....
    b. $\frac{15}{25} =$ ....

4. Converta os seguintes números mistos em frações impróprias.
    a. $8\frac{4}{15}$ ....
    b. $3\frac{5}{6}$ ....

5. Escreva a seguinte fração em numerais romanos: $\frac{5}{47}$.

6. Liste os três tipos de frações existentes.
    a. .... b. .... c. ....

>> Operações básicas com frações

No Capítulo 4, usamos o conhecimento sobre operações básicas adquirido nos capítulos anteriores para compreendermos como trabalhar com frações.

Agora é a sua vez!

Faça os seguintes exercícios baseados nos Capítulos 1 a 4.

1. Multiplique 45 por 97. ....
2. Converta a seguinte fração em um número misto.

   $\dfrac{80}{45}$ ....

3. Simplifique a seguinte fração à sua forma reduzida.

   $\dfrac{42}{63}$ ....

4. Calcule.

   a. $873 - 21 =$ ....

   b. $\dfrac{7}{9} + \dfrac{13}{18} =$ ....

   c. $\dfrac{III}{X} \div \dfrac{I}{V} =$ ....

7. Encontre o menor denominador comum para os seguintes conjuntos de frações.

   a. $2\dfrac{1}{4}$ e $\dfrac{4}{5}$ ....
   b. $\dfrac{1}{6}$ e $\dfrac{8}{9}$ ....

8. Multiplique $\dfrac{1}{6}$ por $\dfrac{12}{15}$. ....

9. Complete as lacunas.

   a. .... uma fração é trocar o termo de cima pelo de baixo.

   b. Um denominador .... é necessário para resolver equações de adição ou de subtração com frações.

Decimais

No Capítulo 5, aprendemos que decimais, assim como frações, são partes de um todo. Também aprendemos sobre casas decimais, descobrimos como converter números decimais e frações entre si e conhecemos as regras para arredondamento. Agora podemos relacionar essas habilidades com aquelas aprendidas nos Capítulos 1 a 4.

»Agora é a sua vez!

Faça os seguintes exercícios baseados nos Capítulos 1 a 5.

1. Identifique a casa decimal dos dígitos destacados.

   a. 92**8**3,645 ....

   c. 5**6**01,782 ....

   b. 1092,83**4** ....

2. Resolva as seguintes equações de frações e números mistos. Converta sua resposta em números indo-arábicos quando necessário. Converta esse resultado em um decimal e arredonde ao décimo mais próximo.

   a. $\dfrac{XII}{XX} - \dfrac{V}{XX} =$

   b. $1\dfrac{5}{6} + 2\dfrac{1}{3} =$

3. Resolva as seguintes equações de frações e simplifique à forma reduzida. Converta sua resposta em um número decimal e arredonde ao centésimo mais próximo.

   a. $\dfrac{5}{15} \times \dfrac{2}{6} =$

   b. $\dfrac{15}{75} \div \dfrac{1}{3} =$

4. Converta os seguintes números decimais em frações e simplifique à forma reduzida. Converta suas respostas em números romanos.

   a. 7,75 ....

   c. 4,05 ....

   b. 2,5 ....

»Operações básicas com decimais

No Capítulo 6, aprendemos como os números decimais são importantes na prática diária do profissional da área da saúde. Posicionar a vírgula na casa decimal incorreta pode gerar consequências graves para o paciente. Você deve priorizar a precisão ao trabalhar com equações, a fim de garantir a segurança do paciente.

Agora é a sua vez!

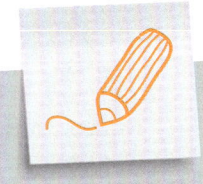

Faça os seguintes exercícios baseados no Capítulo 6.

1. Resolva as seguintes equações decimais. Apresente suas respostas arredondadas para o centésimo e o décimo mais próximos.

   a. 25,75
       +42,8

   b. 1859,10
       −682,07

   c. 167,543
       +94,035

   d. 2301,006
       −1032,6

   e. 450,225
       −375,05

2. Resolva as seguintes equações decimais e arredonde ao centésimo mais próximo. Converta suas respostas em uma fração imprópria, uma fração própria ou um número misto. Lembre-se de simplificar suas respostas à forma reduzida.

   a. $3,750 \div 1,45 =$ ....

   b. $1,225 \times 1,5 =$ ....

   c. $45,50 \div 2,25 =$ ....

   d. $542,71 \times 1,2 =$ ....

   e. $6,45 \div 2,5 =$ ....

Porcentagens, razões e proporções

No Capítulo 7, aprendemos que porcentagens e razões são como decimais e frações, pois representam uma porção de um todo. Aprendemos também que proporções são sentenças que apresentam duas razões como iguais. E, finalmente, aprendemos que a multiplicação cruzada é utilizada para encontrarmos valores desconhecidos em proporções. Agora podemos incorporar tudo o que estudamos no Capítulo 7 ao que tínhamos aprendido nos Capítulos 1 a 6.

>> Agora é a sua vez!

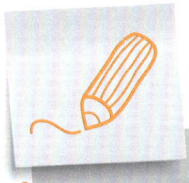

Resolva as seguintes equações usando todas as habilidades de matemática básica que você aprendeu nos Capítulos 1 a 7.

1. Converta os números decimais em porcentagens.

    a. 4,75 ....

    b. 0,87 ....

2. Converta as porcentagens em números decimais e então em frações. Simplifique à forma reduzida quando necessário.

    a. 397% ....

    b. 175% ....

3. Escreva os números a seguir como razões. Converta em frações e simplifique à forma reduzida. Escreva suas respostas finais como proporções de razão.

    a. 80 está para 100 ....

    b. 15 está para 45 ....

4. Simplifique as frações e escreva sua resposta como uma proporção de frações.

    a. $\dfrac{5}{15}$ ....

    b. $\dfrac{6}{48}$ ....

5. Use a multiplicação cruzada para obter o valor desconhecido.

    a. $\dfrac{8}{12} = \dfrac{?}{3}$ ....

    b. $\dfrac{?}{81} = \dfrac{2}{9}$ ....

>> Sistemas de unidades

No Capítulo 8, aprendemos a lidar com os diferentes sistemas de unidades, conhecemos as abreviações de unidades de medida e descobrimos como converter entre si diferentes sistemas, incluindo aqueles utilizados para medir temperaturas e tempo. Tudo o que foi aprendido no Capítulo 8, combinado com os conteúdos apresentados nos Capítulos 1 a 7, forneceu um conjunto sólido de habilidades matemáticas básicas necessárias para um profissional da área da saúde.

» Agora é a sua vez!

Faça os seguintes exercícios baseados no Capítulo 8.

1. Resolva os problemas a seguir usando o método de sua escolha.
   a. Quantas colheres de sopa há em 3 onças? ....
   b. Converta 115 libras em quilogramas (arredonde para o décimo mais próximo). ....
   c. Quantas gotas existem em 10 mL? ....
   d. Quantos mL há em XII onças? ....
   e. Converta 7500 milímetros em litros. ....
   f. Converta 0,25 gramas em miligramas. ....
   g. Converta 9:45 a.m. para o sistema de tempo com 24 horas. ....
   h. Converta 17:45 para o sistema de tempo com 12 horas. ....

2. Complete as lacunas.
   a. Escreva a fórmula usada para converter de ºF para ºC. ....
   b. Escreva a fórmula usada para converter de ºC para ºF. ....

A área da saúde e os números

Toda carreira começa no primeiro dia de trabalho. Você está iniciando sua carreira como um profissional de saúde e a matemática que você aprendeu neste livro é a base a partir da qual você construirá sua carreira a cada dia de trabalho. Pratique suas habilidades matemáticas até adquirir bastante experiência e confiança. Conforme você pratica e estuda matemática, será mais fácil e prazeroso resolver problemas.

» Avaliação (Capítulos 1 a 8)

1. Responda verdadeiro ou falso para as seguintes afirmações.
   a. Um denominador é o número de cima em uma fração. ....
   b. Uma letra em um número romano só pode ser repetida quatro vezes. ....
   c. Ao arredondar, se o valor do número à direita da casa decimal desejada é de 1 a 4, não se altera o valor do número que está na própria casa decimal. ....

d. Casa decimal não é um conceito importante em matemática. ....

e. Um profissional da área da saúde deve ser capaz de converter entre si diferentes sistemas de unidades. ....

f. Existem seis tipos básicos de frações.

g. A soma de dois ou mais números pode ser descrita como o total.

h. O litro é um termo usado no sistema padrão americano de unidades.

i. Numerais romanos usam letras para representar valores numéricos.

j. A maioria das instalações usa o sistema de tempo militar ou universal.

2. Complete as lacunas.

a. Existem .... passos para resolver um problema apresentado por meio de um enunciado.

b. Um .... é um dígito que não possui valor, ou seja, é sempre zero.

c. Qualquer número escrito à .... da vírgula representa um número inteiro.

d. Um .... é um número inteiro e uma fração expressos juntos.

e. A comunidade médica usa o .... como sistema de unidades.

f. O sistema numérico indo-arábico consiste em .... dígitos.

g. .... onças é igual a uma xícara.

h. 2:00 pm é expresso como .... no sistema militar.

i. Uma colher de sopa é igual a .... mililitros.

j. Para determinar um valor decimal fracionário, ... o numerador pelo denominador.

3. Associe o termo matemático correto à sua definição.

a. Grama — Qualquer quantidade que é uma parte de 100.

b. Quociente — Valor de um número em múltiplos de 10, baseado na posição do dígito.

c. Dividendo — Mudança de um sistema para outro com valor igual ou equivalente.

d. Sistema padrão americano — Termo métrico usado para descrever volume.

e. Total — Soma de dois ou mais números.

f. Proporção — Termo matemático utilizado para descrever o número "que está sendo dividido".

g. Casa decimal — Termo matemático utilizado para descrever a resposta de uma equação de divisão.

h. Porcentagem — Termo matemático que se refere a uma igualdade de frações ou razões.

i. Litro — Sistema de medidas usado nos Estados Unidos.

j. Conversão — Unidade usada no sistema métrico para medir massa.

4. Resolva as seguintes equações. Simplifique à forma reduzida e altere para números mistos. Responda às questões feitas com números romanos usando números romanos e indo-arábicos. Dê respostas decimais na casa dos décimos.

1. $81 - 35,6 =$
2. $99,756 \times \dfrac{3}{5} =$
3. $\dfrac{9}{10} + \dfrac{1}{12} + \dfrac{2}{5} =$
4. $\dfrac{10}{47} \div \dfrac{6}{13} = \dfrac{130}{282} =$
5. $845 \div 114 =$
6. $67°C =$
7. $10 \text{ c.chá} =$
8. $10 \text{ csp} =$
9. $78,67 + 51,56 + 9.23 =$
10. $8\dfrac{3}{10} \times 1\dfrac{3}{4} =$
11. $\dfrac{49}{77} =$
12. $231 \times 15 =$
13. $7{:}00 \text{ PM} =$
14. $\dfrac{3}{10} = \dfrac{15}{?}$
15. $35 \text{ g} =$
16. $87°F =$
17. $\text{LXV} - \text{XXXIV} =$
18. $305,228 + 213,4 + 0,006 =$
19. $199 \div 23 =$
20. $\dfrac{11}{15} - 0,06 =$
21. $\dfrac{\text{XVII}}{\text{L}} + \dfrac{\text{III}}{\text{X}} = \dfrac{\text{XVI}}{\text{XXV}} =$
22. $4\dfrac{2}{5} + 7\dfrac{13}{15} =$
23. $513 + 23 =$
24. $\dfrac{5}{7} \times \dfrac{11}{12} \times 0,951 =$
25. $256,214 \times 132,46 =$
26. $23000 \text{ mL} =$
27. $142 \text{ libras} =$
28. $12 - \dfrac{9}{32} =$
29. $23{:}59 =$
30. $8 \times 67 =$
31. $0,33 =$
32. $\text{DXX.IX} \div \text{LXIII.V} =$
33. $108 \text{ kg} =$

7. Resolva o problema a seguir

Você está trabalhando na secretaria de saúde local como enfermeiro do Departamento de Educação de Pacientes e Prevenção de Doenças. Houve um aumento nacional recente no número de casos infantis de coqueluche (pertússis). Seu supervisor é informado pelo Conselho Estadual de Saúde que o Centro de Controle e Prevenção de Doenças está conduzindo um estudo para descobrir o número de crianças da sua comunidade que não foram imunizadas contra a doença e os motivos, caso sejam conhecidos.

É solicitado que você analise os registros de estatísticas demográficas do estado para determinar quantas crianças vivem em sua comunidade e comparar esse número aos registros de imunização do estado. Uma vez que você tenha uma lista principal das crianças que vivem na sua comunidade e não foram imunizadas, é solicitado que você contate os pais e determine por que cada uma das crianças não foi imunizada contra a pertússis. Seu relatório deve ser entregue ao seu supervisor em duas semanas.

Seu relatório mostra que existem 372 crianças entre as idades de dois e quatro anos na sua comunidade e que 103 delas não foram imunizadas. No decorrer do estudo, você conseguiu entrar em contato com os pais de 96 crianças. Você prepara o relatório listando os motivos pelos quais essas crianças não receberam a vacina contra a pertússis. O relatório mostra que

71 crianças não receberam as vacinas por falta de recursos, 3 porque os pais não acreditam em vacinas e acham que causariam mais dano do que benefício e 2 devido a crenças religiosas. Os pais restantes indicaram que não estavam cientes de que suas crianças precisavam receber imunizações antes de começarem a frequentar escola, aos 5 anos de idade.

Baseado no seu relatório, o estado determinará se sua comunidade está qualificada para receber a verba que a ajudaria a fundar uma clínica de imunização para fornecer a vacina contra a pertússis às crianças que vivem na região. Para receber a verba, 85% ou mais das crianças que não foram imunizadas devem se enquadrar nas classificações "sem recursos" ou "desinformadas".

Se sua comunidade for qualificada para receber a verba, ela receberá vacinas o bastante para imunizar as 103 crianças não imunizadas. A comunidade também receberá R$25,00 por criança não imunizada para cobrir os custos de pessoal e de administração. Cada imunização contém 0,5 mL da vacina e há 5mL de vacina por frasco.

a. Escreva uma razão com o número de crianças que vivem na sua comunidade e o número de crianças que não receberam a vacina contra a pertússis. ....

b. Escreva uma fração com o número de crianças não imunizadas por falta de recursos como numerador e o número total de crianças não imunizadas como denominador. Determine o fator de conversão necessário para elaborar uma equação que possibilite obter o valor da porcentagem desconhecida das crianças que não foram imunizadas por falta de recursos. Resolva a equação (arredonde para o centésimo mais próximo). ....

c. Determine a porcentagem de crianças não imunizadas que não foram vacinadas porque os pais não estavam cientes da necessidade de vacinação antes dos cinco anos de idade (arredonde ao centésimo mais próximo). ....

d. Escreva uma fração para a quantidade de crianças não imunizadas por falta de recursos e uma fração para a quantidade de crianças não imunizadas porque os pais não estavam cientes dos requisitos de idade para vacinas. Use o número total de crianças não imunizadas como denominador das duas frações. Some as duas frações e, então, determine a porcentagem de crianças não imunizadas baseando-se nessa soma (arredonde ao centésimo mais próximo). ....

e. Baseado no seu relatório, você acredita que a sua comunidade está qualificada para receber a verba que financiará a clínica de imunização? ....

f. Quantas imunizações podem ser feitas a partir de cada frasco da vacina? ....

g. Qual é a quantia total de verba que a Secretaria de Saúde da sua comunidade receberá? ....

Índice

A

Adição, 23–24
    de números inteiros, 24–32
    fundamentos da, 24–26
Adicionando e subtraindo frações
    denominador comum, 67–71
    denominadores diferentes, 70–73
    e números mistos ou inteiros, 74–77
Aumentar, definição, 23–24

C

Centi, 119–120
Conversão, 119–120
    fator de conversão, 120–124, 127–128
        equação, 129–130
    proporção de razão para conversão, 129–132
    trabalhando com, 119–120

D

Decimais, 85–88
    agora é a sua vez!, 146–147
    arredondamento, 90–91
        regras para, 90–91
    convertendo decimais em frações, 88–91
    convertendo frações em decimais, 86–89
    definição de, 85–86
    operações básicas com, 95–96
        adicionando e subtraindo decimais, 95–99
        multiplicando e subtraindo decimais, 98–101
    valor de casa, 86–88
Denominador, 53–64, 67–80, 82–83, 85–89, 91–92, 107–108, 120–123
Denominador comum, 67–68
    adicionando e subtraindo frações, 67–71
    dicas, 72–75
Denominadores diferentes, 70–71
    adicionando e subtraindo frações, 70–73
Diferença, definição, 23–24
Diminuir, definição, 23–24
Dividendo, 95–96
Dividindo frações e números mistos, 79–80
Divisão, 23–24
    conferindo seu cálculo, 47–49
    divisão de números inteiros, 46
    fundamentos da, 46
Divisor, 95–96

E

Enunciados, 1–4
    agora é a sua vez, 141–144
    elaborando e resolvendo equações, 5–9
    informação, identificação e extração, 3–6
Equação
    como multiplicação, 79–80
    definição de, 23–24
    em colunas, 28–29
    equação com fator de conversão, 128–130
    equação com multiplicação cruzada, 113
    equação de subtração, 33–34, 72–73
    passos para a elaboração e a resolução de equações com base em enunciados, 6–7
    usando denominador comum, 75–77
Erro de dosagem de medicamento, 1–2

F

Forma irredutível, 53–54
Fração (ões), 53–55
    adicionando e subtraindo frações
        com denominadores comuns, 67–71
        com denominadores diferentes, 70–75
        e números mistos ou inteiros, 74–77
    dividindo frações e números inteiros, 79–82
    imprópria, 55–58
    multiplicando frações e números mistos, 77–80
    números mistos, 53–54, 57–60, 77–78
        agora é a sua vez!, 143–145
    próprias, 54–56
Fração imprópria, 53–58
Frações próprias, 53–56

G

Grama, 119–120

I

Inverter, 67–68

L

Lendo números, 1–3
Litro, 119–120

M

Micro, 119–120
Mili, 119–120
Multiplicação. *Ver também* Multiplicação cruzada
    de números inteiros
        definição, 23–24
        dicas, 40–45
        fundamentos de, 36–38
        tabelas, 37–40
Multiplicação cruzada, 107–108, 113–115
    equação com um valor desconhecido
Multiplicação de frações e de número mistos, 77–78

N

Numerador, 53–60, 67–80, 86–89, 91–92, 120–123
Números indo-arábicos, 1–2, 8–12
    combinação e contagem, 8–11
    valores numéricos, 8–9
Números inteiros, operações básicas com
    adição, 24–32
    agora é a sua vez!, 143–144
    divisão, 46
    multiplicação, 39–42
    subtração, 31–34
Números mistos, 53–54, 57–60
Números romanos, 1–2, 9–12
    combinando números romanos, 14–15
    convertendo uma receita para números arábicos, 17–19
    regras para, 11–15

O

Operações básicas
    com decimais, 95–105, 146–147
    com frações, 67–84, 144–145
    e números inteiros, 23–51, 143–144

P

Porcentagem, 107–108
    agora é a sua vez!, 148–149
    convertendo decimais e porcentagens, 107–108
    proporções, 111–113
    razões e proporções, 108–112
Produto, 23–24
Proporção
    agora é a sua vez!, 148–149
    definição de, 107–108
    proporção de fração, 111–112
    proporções de razão, 111–112

Q

Quilo, 119–120
Quociente, 23–24. *Ver também* Divisão

R

Razão, 108–112
    agora é a sua vez!, 148–149
    decimais como razões, 110–111
    definição, 107–108
    fração como uma razão, 110–111
    números mistos como uma razão, 110–111
    porcentagens como razões, 111–112
Recíproca, 67–68
Reduzir frações à forma irredutível, 60–62

S

Sistema americano, 119–120
Sistema métrico, 119–120
Sistemas de unidades, 119–120
    agora é a sua vez!, 148–149
        medidas equivalentes, conversão, 127–129
        método da proporção de frações, 128–130
        método da proporção de razões, 129–132
    sistema métrico de unidades, 126–128
    sistema americano de unidades, 120–127
    trabalhando com conversões
    unidade de medida, 119–120
Sistemas numéricos, 1–2
    agora é a sua vez!, 141–144
Soma, 23–32
Subtração, 23–24
    conferências, 33–37
    dicas, 36–37
    fundamentos de, 31–32
    subtração de números inteiros, 31–34

T

Temperatura, 131–132
    fórmulas de conversão, 131–133
Tempo
    apontamentos sobre "a.m." e "p.m", 132–133
    nove horas e quinze minutos, 133–135
    sistema de tempo com 12 horas, 133–135, 134*t*
    sistema de tempo com 24 horas, 133–135, 134*t*
Total, 23–24. *Ver também* Soma

U

Unidade de medida, 119–120

V

Valor da casa, 23–24

Z

Zero à esquerda, 23–24

IMPRESSÃO:

Pallotti
GRÁFICA EDITORA
IMAGEM DE QUALIDADE

Santa Maria - RS - Fone/Fax: (55) 3220.4500
www.pallotti.com.br